复旦卓越·医学职业教育教材

卫生技术与护理专业系列创新教材

总主编 沈小璇

医院统计学

主　编　王美筠
副主编　沈惠德　余秀俐　刘 珉

复旦大学 出版社

王美筠：从事病案管理、医院统计工作38年。曾任上海交通大学医学院附属瑞金医院统计信息科主任、上海市卫生局医院统计专家组成员、中国医院协会病案管理专业委员会病案管理教育委员会委员，现任上海市医院协会病案管理专业委员会副主任委员。

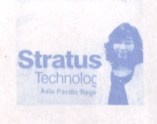

沈惠德：1979年起从事IT工作，现担任中国医药信息学会（CMIA）电子病历与健康档案专业委员会专家委员、中国医院协会病案教育专业委员会常委、上海市计算机用户协会常务理事、上海医药信息学会理事、上海思博职业技术学院卫生信息管理系主任、上海市政府采购评审专家。

余秀俐（Shirley）：美国容错技术Stratus（香港）有限公司中国区总经理，全面负责大中国地区业务。

Stratus公司的容错技术致力于越来越依赖信息系统来完成关键业务的应用，深受不可能配备更多的专业人员来进行专职维护的企事业单位的青睐。对双机热备、集群服务器遇到的难题，尤其对医院门急诊等24小时不间断、长期工作负责核心的服务系统，Stratus公司提供了99.999%容错服务，基本上做到门急诊系统的不间断运行。Stratus公司的方案为医院统计的正确性和及时性提供了有力的保障。

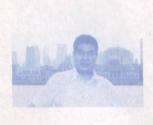

刘珉：上海中医药大学附属曙光医院信息中心主任、高级工程师，从事医院信息系统研发及管理工作20余年。担任国家"863"项目"综合性中医院信息系统研发与示范"技术负责人、国家中医药管理局重点学科"中医信息学"主任、中国医院协会信息管理专业委员会委员和上海市政府采购专家等。

高等职业技术教育创新系列教材
编委会

名誉顾问：胡亚美　中国工程院院士、北京儿童医院名誉院长
主　　任：沈小平　上海市海外名师、美籍华裔医学专家、国家外国专家局科教文卫专家、上海思博职业技术学院卫生技术与护理学院院长、全国卫生职业教育内科研究会副会长、上海市护理学会理事

编委（按姓氏笔划）：

马志华	上海思博职业技术学院	闵雅莲	上海市中西医结合医院
王　娟	上海思博职业技术学院	周文琴	上海中医药大学附属龙华医院
王　香	上海思博职业技术学院	张　敏	上海市第二人民医院
王美筠	上海市病案管理专业委员会	张玉侠	复旦大学附属儿科医院
叶　萌	上海思博职业技术学院	张惠铭	上海思博职业技术学院
石　琴	上海思博职业技术学院	张雅丽	上海中医药大学附属曙光医院
卢根娣	第二军医大学附属长征医院	张　洁	上海中医药大学附属中医医院
刘远慧（加拿大）	上海思博职业技术学院	施　雁	同济大学附属第十人民医院
刘慧珠	上海交通大学附属第一人民医院	赵爱平	上海交通大学医学院附属仁济医院
朱瑞雯	上海交通大学附属第六人民医院	郭荣珍	上海市第一人民医院分院
许方蕾	同济大学附属同济医院	龚　梅	上海交通大学医学院附属儿童医院
许燕玲	上海交通大学附属第六人民医院	钱培芬	上海交通大学医学院附属瑞金医院
李　斌	上海思博职业技术学院	徐建鸣	复旦大学附属中山医院
李天雅	上海市静安区中心医院	顾建芳	上海市浦东医院
李国栋	上海思博职业技术学院	唐庆蓉	上海思博职业技术学院
孙克莎	上海市精神卫生中心分院	黄　平	上海中医药大学附属岳阳医院
沈小平（美）	上海思博职业技术学院	黄　群	中国福利会国际和平妇幼保健院
沈爱琴	复旦大学附属眼耳鼻喉科医院	曹新妹	上海市精神卫生中心
沈惠德	上海思博职业技术学院	蒋　红	复旦大学附属华山医院
陆箴琦	复旦大学附属肿瘤医院	程　云	复旦大学附属华东医院
陈淑英	上海思博职业技术学院	潘惟萍	同济大学附属第一妇婴保健院
陈光忠	上海思博职业技术学院	戴琳峰	上海市闸北区中心医院
陈海燕	上海交通大学医学院附属新华医院	戴慰萍	复旦大学附属华东医院

总 序

· 医 院 统 计 学 ·

本人在医学教育领域内学习、工作了40年,其中在长春白求恩医科大学12年,上海交通大学附属第六人民医院3年,美国俄亥俄州立大学医学院15年,直至回国创办上海思博职业技术学院卫生技术与护理学院已10年。从国内的南方到北方,从东方的中国又到西方的美国,多年来在医学院校的学习、工作经历使我深深感到,相关医学类如卫生技术与护理专业的教材编写工作是如此重要,而真正适合国内医疗卫生护理高职高专院校学生的教材却并不多见,教学效果亦不尽如人意。因此,组织编写一套实用性、应用性较强的高等职业技术教育创新系列教材的想法逐渐浮出台面,并开始尝试付诸于行动,由本人担任系列丛书的总主编。

2007年以来,复旦大学出版社先后选用出版了我院临床护理教研室主任陈淑英教授等主编的《现代实用护理学》,以及我院医学英语教研室主任罗世军教授和本人主编的《医护英语ABC》,我院海归病理学博士张惠铭教授主编的《新编病理学实验教程》等,并列入复旦卓越·医学职业教育教材系列,成为我院高等职业技术教育创新教材系列丛书的首批教材。随后,我们开始计划编写全套护理专业系列、基础医学系列、护理信息学系列和医护英语系列的高职高专创新教材。

卫生技术与护理专业系列创新教材包括新编的《内科护理学》《外科护理学》《妇产科护理学》《儿科护理学》《护理学基础》《眼耳鼻喉科护理学》《急救护理学》《老年护理学》《社区护理学》《中医护理学》《护理管理》《护理科研》《循证护理》《多元文化与护理》《护理信息学》《生命发展保健》《医护英语ABC》《医护英语网络读写教程》,以及这本由王美筠老师主编,沈惠德、余秀俐、刘珉作为副主编的《医院统计学》教材。其中本人主编的《多元文化与护理》和《护理信息学》作为高等职业技术教育创新教材,已先后由人民卫生出版社正式出版发行。本系列丛书具有紧跟国内外卫生技术与护理学科进展,突出专业技能的特色,使学生能在较短时间内了解掌握各门课程的原理和方法,为今后的专业发展打下坚实的基础。

本系列丛书的编写得到了上海思博职业技术学院和兄弟院校广大教师,以及各教学实习医院有关专家学者的大力支持和帮助,特别是复旦大学出版社的鼓励和指导,在此一并表示衷心的感谢!鉴于我院建院历史较短,教学经验水平有限,加之本人才疏学浅,本系列书一定存在许多不足之处,恳请读者批评指正。

沈小平

2013年1月

前 言

医院统计是医院运行中必不可少的一项重要工作，是医院进行科学管理的重要手段。

"数据日日统，报表月月做"，如何使医院各部门的统计更具准确性、科学性、客观性、全面性、及时性、统一性，如何使统计之结果能成为医院决策、管理者运筹帷幄之可靠依据，一直是多级医院领导十分关切之事。然目前却少有此类专著予以系统地规范和指点。

上海交通大学医学院附属瑞金医院王美荣主任统计师及其同事凭第几十年工作统计之实践和经验，呕心沥血编写了此书实乃应时之举。该书结构严谨、内容全面、表述清晰、文字流畅，"既授之以鱼，又授之以渔"极具可读性和可操作性。

相信此书的出版必将给医院管理者和医学统计工作者带来裨益，更将推动医院在深化卫生事业体制改革和现代化信息技术广泛应用的热潮中扬帆前进！

上海医院协会付会长
华东医院院长 俞卓伟
2012.8.28

上海医院协会副会长、复旦大学附属华东医院院长　俞卓伟

2012 年 8 月 28 日

编者的话

· 医 院 统 计 学 ·

医院信息化建设的飞速发展及现代医院管理的不断拓宽与走向市场,使医院信息成为现代化医院管理的重要组成部分。其中的医疗统计信息是医院信息的基础与关键。对于医院领导而言,医院管理水平的高低,很重要的一方面在于他们掌握和分析信息的能力;而对于医院统计工作人员而言,如何为医院领导提供高质量的统计信息,是做好统计工作的关键。以往的统计工作可以称为是"被动型"的,只要完成上级规定的各类报表,工作也就告一段落,因而为医院领导提供的信息仅限于报表数字。随着医院改革不断深入,统计信息的重要性日益凸显,统计工作的内容、范围、服务对象均有了较大的拓展和延伸。形势的发展要求医院的统计工作由"被动型"转向"主动型",即不但要完成上级规定的各类统计报表,而且要学会对统计数据进行提炼、分析,挖掘深层次的信息,并围绕医院改革中出现的新情况、新问题进行调查研究、分析预测,为医院领导提供优质信息。

深层次的工作需要相应的教材。目前国内许多学校的有关专业虽然也有医院统计教材,但内容基本限于对各类卫生统计报表的应用,而如何对统计报表的数据进行开发利用的应用性和实用性较强的教材还没有。为此,我们结合医院的实际情况专门编写了本书。

本教材融入了统计学原理,围绕着医院统计中一系列相互联系的统计指标构成的整体而展开。不但讲述了各类卫生统计报表的运算,而且根据医院管理的需要,指导学生运用各种统计方法对报表数据进行开发和利用,以培养学生较全面的医院统计工作能力。

感谢兄弟医院同行的支持!感谢上海思博职业技术学院的支持!感谢上海医院协会病案管理委员会的信任!希望得到各位专家的批评指正,使本教材不断趋于完善。

王美筠

2013 年 2 月

目 录

·医院统计学·

第一章 绪论 ··· 1
　第一节　统计学和医院统计 ·· 1
　第二节　医院统计的基本任务 ·· 2
　第三节　医院统计工作的制度和要求 ·· 2
　第四节　医院统计的特点 ·· 3

第二章 医院统计工作程序 ·· 4
　第一节　统计设计 ·· 4
　第二节　统计调查 ·· 4
　第三节　统计整理 ·· 5
　第四节　统计分析 ·· 5

第三章 统计表和统计图 ··· 6
　第一节　统计表 ··· 6
　第二节　统计图 ··· 8

第四章 统计报表制度和统计报表 ·· 12
　第一节　统计报表制度 ·· 12
　第二节　统计报表 ·· 12
　第三节　现行卫生统计报表制度 ··· 13
　第四节　医院统计报表 ·· 13

第五章 医院常用统计指标和计算公式 ·· 16
　第一节　医院常用统计指标 ·· 16
　第二节　医院常用统计指标的计算公式 ·· 21

第六章 医院统计常用的分析方法 ·· 24
　第一节　基本概念 ·· 24
　第二节　相对指标 ·· 25
　第三节　平均指标 ·· 31
　第四节　动态数列 ·· 35
　第五节　统计指数 ·· 39

第六节　相关分析 …………………………………… 44
　　第七节　一元线性回归分析 ………………………… 48
　　第八节　统计估算和预测 …………………………… 51

第七章　医院统计分析综论 ………………………………… 56
　　第一节　统计分析的意义 …………………………… 56
　　第二节　统计分析的步骤 …………………………… 56
　　第三节　统计分析的方法 …………………………… 57
　　第四节　统计分析的内容 …………………………… 58
　　第五节　统计分析举例 ……………………………… 62
　　第六节　统计分析报告 ……………………………… 64
　　第七节　提供统计分析的形式 ……………………… 64

第八章　医院信息系统与医院统计 ………………………… 66
　　第一节　医院信息系统 ……………………………… 66
　　第二节　医疗统计分系统 …………………………… 67
　　第三节　统计数据来源和审核 ……………………… 68
　　第四节　统计数据质量控制 ………………………… 70
　　第五节　统计信息利用 ……………………………… 71
　　第六节　专业统计软件 ……………………………… 73

[附]　上海二、三级医院上报卫生行政部门的各类报表 …… 75
　　[附1]　卫生机构年报表 ……………………………… 75
　　[附2]　医疗机构月报表 ……………………………… 87
　　[附3]　医疗机构门急诊工作量日报表 ……………… 89
　　[附4]　卫生人力基本信息调查表 …………………… 90
　　[附5]　医用设备调查表 ……………………………… 91
　　[附6]　医院出院病人调查表 ………………………… 92
　　[附7]　产科工作情况 ………………………………… 93

第一章 绪论

随着我国公立医院改革的深入,医院管理者逐步认识到统计数据在信息时代的重要作用。医院的改革与发展离不开统计信息。站在21世纪的起跑线上,统计信息将伴随医院前进的步伐,为医院管理服务。

第一节 统计学和医院统计

统计学是运用概率论和数理统计的原理、方法,研究数字资料的收集、整理、分析、推断,从而掌握事物的客观规律。它是一门方法论的学科,是认识社会和自然现象数量特征的重要工具。正确的统计分析能够帮助人们正确认识客观事物的规律性,做到胸中有数,有的放矢地开展工作,提高工作质量。

从统计学的产生和发展过程来看,可以大致分为古典统计学、近代统计学和现代统计学三个时期。统计学在西方国家比较发达,旧中国的统计学十分落后,为数不多的统计学者也主要受英美数理统计学派的影响。新中国成立后,我国输入了前苏联的社会经济统计学,并基本上照搬了他们的一套组织体制,在先前高度集中的计划经济体制下,发挥了重要作用,取得了很大成绩。但由于受前苏联1954年统计科学会议的影响,统计学的发展缺乏生机,进步迟缓。进入20世纪80年代之后,随着中国由原先的高度集中的计划经济体制向社会主义市场经济体制转轨,统计也进入了全面改革的现代化新时代。统计科学工作者总结我国丰富的历史经验,同时努力兼收并蓄世界各国统计科学发展的先进成果,正在努力建设一门既符合世界统计科学总趋势,又服务于具有中国特色社会主义建设事业的现代统计学。

马克思指出:一种科学只有当它达到了能够成功地运用数学时,才算真正发展了。

医院统计是统计学在医院统计工作中的具体运用,它是卫生统计的重要组成部分。其主要工作是围绕着一系列相互联系的统计指标构成的整体开展,这个指标体系说明和研究了医院医疗活动的各个方面和全过程,完整的医疗统计指标反映了医院总体医疗水平,对加强医院管理、促进医疗质量的提高有着重要意义。

医院统计是科学管理医院的一项重要基础工作。它是为指导工作实践,改进医院管理服务的。在医院宏观调控和监督体系中,医院统计具有非常重要的地位和作用,它可为医院领导制定和检查工作计划、合理分配和利用医疗资源、分析和评价医疗服务质量和效益、深入开展医院教学和科研工作提供统计依据,并起到信息服务、咨询和监督的作用。长期的工作实践证明：医院只有依靠统计手段，才能真正实现管理的科学化与定量化。

改革开放给统计工作带来了机遇和活力，医院的统计工作由封闭型转向开放型，并由单一的统计职能逐步发展成统计与管理相结合的综合职能，统计的内容和服务范围有了很大的拓展和延伸，统计工作在医院管理工作中的地位更为重要，作用更加突出。

第二节 医院统计的基本任务

医院统计是医院管理科学化必不可少的重要工作，它为医院上级行政部门、医院领导和医院管理职能部门从事组织、计划、协调、指挥、监控、决策提供了重要的依据。《中华人民共和国统计法》规定："统计的基本任务是对国民经济和社会发展情况进行统计调查、统计分析、提供统计资料、实行统计监督。"

医院的发展、医疗资源的利用、医疗护理质量的提高、医院的经济效益和社会效益的评价等都离不开医院统计。根据该统计法的规定，结合医院管理工作的实际和需要，医院统计的基本任务有以下几个方面。

（1）严格执行统计法规、卫生统计工作制度和卫生统计报表制度。为上级卫生行政部门掌握居民的医疗需求和卫生资源利用情况，了解医疗服务的社会效益和经济效益，编制区域医疗规划与卫生事业发展计划，提高医院宏观管理水平提供科学的依据。

（2）收集与整理医院各种原始资料与数据，运用各类统计指标，对医院工作质量、工作效率和经济效益进行分析评价，总结成功经验，吸取错误教训，使医院保持良好的运营状态，不断提高医院社会效益与经济效益。

（3）为各级领导了解医院工作情况，编制工作计划，检查计划执行情况，掌握各科室工作进度，提高医疗质量，改善医院内部管理，进行宏观控制等提供必要的综合统计信息。

（4）运用统计理论和方法，观察研究门急诊、住院的疾病结构和疾病的临床特征，为医疗、预防、保健、医院教学和科研工作提供统计信息服务。

（5）利用医院的统计资料，开展统计分析与统计预测，并结合医院工作实际，定期与不定期地进行专题调查，撰写综合统计分析与专题统计分析报告，实行统计咨询与统计监督。

（6）逐年编制《统计资料汇编》，确保医院统计资料的完整性和连续性。

第三节 医院统计工作的制度和要求

《中华人民共和国统计法》和《中华人民共和国统计法实施细则》规定，为了保障统计资料的准确性、客观性和科学性，各级统计部门、各行各业必须认真贯彻执行统计法规，对虚报、瞒报、伪造、篡改统计数字者，一定要依法严肃处理。为了保证医院统计工作任务的完成，医院统计部门必须要有严格的工作制度。

（1）医院统计部门要准确、及时地向各级行政机构报送各类法定统计报表。上报的各类法定报表的统计数据必须真实。统计信息的时间性很强，信息提供的越快，它的价值就越高；统计的生命在于真实、准确可靠的信息，便于决策和管理者正确地把握形势、客观剖析问题，从而作出科学的决策。

（2）及时向医院领导和有关职能部门报送统计报表，向院内各临床科室及其他相关科室提供有关统计信息。

(3) 相关职能部门要在规定时间内向统计部门报送有关统计数据,统计部门要负责催报。

(4) 做好信息咨询服务,配合医院领导、各职能部门、各临床科室及其他相关科室查询统计数据。

(5) 妥善保存好各类统计资料。统计资料是医院宝贵的信息资产,统计部门必须对其实行专人管理,确保医院统计资料的完整性和连续性。统计资料的保存不仅要求完整,还必须配套。也就是说一套有价值的统计资料必须同时包括:既有宏观信息,又有微观信息;既有纵向信息,又有横向信息;既有定量信息,又有定性信息;既有定期信息,又有典型、专题信息。

医院统计工作人员必须坚持实事求是的原则,如实反映客观实际,保证统计数字准确、可靠;要主动为领导提供统计资料,根据医院改革、中心工作和领导意图、存在的主要问题,以及出现的新问题、新情况及时进行调查研究、分析预测,为医院领导科学决策提供有用的信息。

第四节 医院统计的特点

医院应为病人提供优质、高效、低耗的医疗服务。在保证社会效益的前提下,要求应有的经济效益是医院工作的根本目的。通过对大量数字资料进行分析研究,以反映事物的本质和规律性,这是医院工作的基本特点。但由于医院服务对象的社会性和医院事业工作的自身复杂性,使得医院统计具有以下特点。

1. 差异性和模糊性 由于各类疾病存在诊病中的差异和个体差异,使统计对象的品质存在较大差异,且具有一定的模糊性。这就要求医院统计人员熟练掌握统计口径,根据事物和现实的实质,严格按照统计口径进行分类。

2. 积累性和连续性 对综合性医院来说,所收治的病人在病种上千差万别,分科设置也很细,有它的专业特点,因此使得经统计分类后各统计总体所包含的总体单位数相对较少。所以,医院的统计人员必须十分重视通过积累而获得大量资料,从数量上的变化来说明事物质量上的差别。由于资料需长期积累,所以每个时期的资料都有承前启后的作用不能中断,只有连续不断的积累才会有系统全面的资料。专科性医院虽然有它的专业特点,但在医院统计上与综合性医院没有两样。

3. 广泛性和全面性 医院中的绝大多数部门是要用数据来反映他们的工作量、工作质量、工作效率和经济效益的,这就离不开统计。医院统计贯穿于医院的各项业务工作和各个工作部门,是医院管理的重要工作。所以,医院必须建立和健全完整的统计工作网络,同时还要求医院的统计人员除了必须具备统计学的专业知识外,还应具备医学基础知识、医院管理等方面的基础知识。若缺乏相关知识都会给工作带来缺陷和困难,而只有具备这些知识才能适应医院统计的广泛性和全面性。

本章思考与练习

1. 统计学是一门什么性质的学科?
2. 医院统计是一项怎样的工作?医院统计的基本任务是什么?
3. 医院统计部门有哪些工作制度?对医院统计工作人员有哪些要求?
4. 医院统计的特点是什么?试述积累性和连续性。

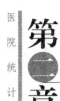

第二章 医院统计工作程序

医院统计工作是研究和分析医院内各项工作的具体数量关系,而这具体的数量关系有其本质的规律性。因此,医院统计工作大致可分为统计设计、统计调查、统计整理和统计分析等阶段。

第一节 统计设计

统计设计是根据统计研究的对象性质和研究目的,对统计工作的各个方面、各个环节的通盘考虑和安排。

在统计设计时,首先要明确设计的主要内容,也就是要明确统计指标和统计指标体系,而上级卫生行政部门确定的医院上报统计指标是医院统计指标体系的主体。为此,医院统计部门就应根据其规定的统计口径和资料来源,设计相应的数据流程和资料收集方法;同时,医院统计部门还应为本院的实际情况和管理工作的需要,自行设计一部分供医院内部评价工作质量使用的统计指标,就是通常的内部报表。常用的指标就是数量、质量和效率三大指标。

第二节 统计调查

统计调查是统计工作过程中有计划、有组织地向调查对象收集资料的一个工作阶段。它分两种类型:一是对调查对象的情况直接进行调查登记;另一种是对已经加工的资料进行收集。医院统计调查一般采用第二种类型。医院的统计资料主要来源有以下三种。

1. **统计报表** 统计报表是指用表格的形式,按规定的时间系统地收集统计资料。医院统计部门应根据各科室的具体情况,协助各科室建立相应的原始登记制度。在设计登记表格时,应将各科室的业务工作需要与统计工作需要相结合,以免繁琐或重复的劳动。同时,统计部门应将设计的各种内部统计报表发至各科室,或利用医院的 HIS 系统从网上传送给各科室,由各科室指定专人负责,准确填写后,在规定的时间内报送统计部门。

2. **医院工作原始记录** 主要指的是住院病案,门急诊、观察室和医技科室的诊疗记录等,这是重要的原始资料。因此,对涉及这部分资料内容的使用和保管方法,统计部门应提出意见,以满足医疗质量检查、统计资料收集和索引编目的需要。

3. 专题调查资料　为了适应医院管理工作的需要,对医院工作中暴露的一些问题,统计部门可以根据不同的情况分别采用抽样调查、重点调查、典型调查的方式。涉及专题调查的对象都应实事求是地提供信息。

第三节　统　计　整　理

统计整理就是将收集来的大量的、分散的原始资料运用科学的方法进行加工处理,使之系统化,成为能够反映医院各项工作总体特征的综合数字资料。只有在这种能够说明总体特征的资料的基础上,才能认识医院各项工作的客观过程及其规律性。统计整理可以分为三个步骤。

1. 统计资料的审查　在整理统计资料前,应先对原始资料进行严格审查,审查内容包括资料的及时性、准确性、完整性。

2. 统计资料的分组　统计资料分组的主要内容是区别事物之间客观存在的质的差别。有按品质标志分组和按数量标志分组两种。把同质的资料归纳在一起,使统计资料系统化,以利于从数量方面揭示事物的本质特征。统计资料分组是基本统计方法之一,在整个统计工作中具有重要意义。分组是否科学对统计的正确性有直接的影响。因此,在分组时必须熟练掌握统计口径,坚持同质者合并,不同质者分开的原则。

3. 统计资料的归类　分组后的统计资料即可分别输入事先在电脑中设计好的整理表中,以便汇总计算各项统计指标。输入时应认真、细心,以防输入差错。整理表的设计应简明扼要,便于以计算为原则,避免重复输入、重复计算。

第四节　统　计　分　析

统计分析是继统计设计、统计调查、统计整理之后的一项十分重要的工作,是在前几个阶段工作的基础上通过分析从而达到对研究对象更为深刻的认识。它又是在一定的选题下,集分析方案的设计、资料的搜集和整理而展开的研究活动。系统、完善的资料是统计分析的必要条件。

从一定意义上讲,提供高水平的统计分析报告是统计数据经过深加工的最终产品(统计分析的意义和方法等在第七章中阐述)。

本章思考与练习

1. 医院统计工作分为哪几个阶段?
2. 什么是统计设计?
3. 什么是统计调查?什么是专题调查?医院统计调查采用哪种类型?
4. 统计整理有哪些步骤?什么是统计分组?有哪几种分组形式?

第三章 统计表和统计图

第一节 统 计 表

统计资料的表现形式有统计表、统计图和统计报告等,其中统计表是表现统计资料的基本形式。

一、统计表的意义和结构

经过统计汇总得出许多说明客观现象和过程的数字资料,把这些数字资料按照一定的顺序在表格上表现出来,这种表格叫做统计表。统计表是统计资料的重要表现形式,其作用在于能够系统地组织和合理地安排大量数字资料,使得统计资料的表现显得紧凑、有力、突出,便于对照比较。

统计表从它的外表形式看,是由线条组成的一种表格,在表格上填写着反映客观现象数量关系的数字资料。因此,统计表是由总标题、横行标题、纵栏标题和数字资料等部分构成。总标题是表格的名称,它简要地说明全表统计资料的内容,置于表的上端中央;横行标题或称横标目置于表的左端,是总体各组或各单位的名称,表示统计研究的对象,也称主词;纵栏标题或称纵标目置于表的右上端,用以说明主词的指标名称,连同表中数字称为宾词。主词和宾词的位置根据资料和列表的具体情况,也可以互换其位置。统计表的线条要简洁。统计表的结构形式如表3-1所示。

表 3-1 某医院 2010 年各科门急诊人次数

就诊类型	内科	外科	妇产科	儿科	合计
门诊	145 956	34 846	16 784	9 227	204 813
急诊	34 227	12 940	923	6 051	54 141
合计	180 183	47 786	17 707	13 278	258 954

二、统计表的种类

统计表的种类根据主词的结构来决定。按照主词是否分组或分组的程度,分为简单表、分组表和复合表三种。

1. **简单表** 即表的主词未经任何分组的统计表。例如,反映整个总体的基本情况,或主词只列举总体各单位的名称,或按时间先后顺序排列等。简单表如表 3-2 所示。

表 3-2 某医院出院人数(2001～2010 年)

年份	出院人数	年份	出院人数
2001	17 824	2006	23 331
2002	19 010	2007	24 316
2003	20 864	2008	25 118
2004	22 137	2009	26 007
2005	22 966	2010	26 969

2. **分组表** 即表的主词按某一标志进行分组的统计表。利用分组表可以揭示不同类型的不同特征、研究总体内部构成、分析现象之间的依存关系等。表 3-1 即为分组表,这里不再重复。

3. **复合表** 即表的主词按两个或两个以上标志进行复合分组的统计表。在一定分析任务要求下,复合表可以把更多的标志结合起来,更深入地分析客观现象的特征和规律性。复合表如表 3-3 所示。

表 3-3 某医院某年出院病人性别和年龄分类　　　　　　　　　　(单位:人)

按收费标准分类	病人总数			年龄(岁)											
				0～15			16～40			41～60			61 岁及以上		
	男	女	计	男	女	计	男	女	计	男	女	计	男	女	计
(甲)	1	2	3	4	5	6	7	8	9	10	11	12	13	14	15
门诊															
医保病人															
自费病人															
急诊															
医保病人															
自费病人															
合计															

三、宾词指标的设计

宾词指标的设计可以分为简单设计和复合设计两种。宾词的简单设计是将指标作平行的配置,见表 3-4;而复合设计则是将指标作层叠的配置,见以上复合表(表 3-3)。

表3-4　某医院某年出院病人性别和年龄分类　　　　　　　　（单位:人）

按收费 标准分类	病人总数	性别		年龄(岁)			
		男	女	0～15	16～40	41～60	61岁及以上
（甲）	(1)	(2)	(3)	(4)	(5)	(6)	(7)
医保病人 自费病人							
合计							

四、统计表的编制规则

统计表的编制,必须目的明确、内容鲜明,使读者能从表中看出研究对象的具体内容和情况。因此,在制表时应该依据制表目的和要求,做到简明、紧凑,避免过分庞杂和繁琐。具体规则如下:

1. **统计表的各种标题**　特别是总标题的表达应该十分简明、确切,概括地反映出表的基本内容。总标题还应该表明资料所属的地区和时间。

2. **表中的主词各行和宾词各栏**　一般应该按先局部后整体的原则排列,即先列各个项目后列总计。当没有必要列出所有项目时,就要先列总计,后列其中一部分的重要项目。

3. **统计表的栏数较多时**　通常要加以编号,在主词和计量单位等栏用(甲)、(乙)、(丙)等文字标明;宾词指标各栏用(1)、(2)、(3)等数字编号。

4. **表中数字要填写整齐**　对准位数,同栏数字的单位、小数位要一致。如果有相同数字应全部填写,不得写"同上"字样。没有数字的格内用符号"—"表示;当缺乏某项资料时,用符号"……"表示,并非漏填。

5. **统计表中必须注明数字资料的计量单位**　当全表只有一种计量单位时,可以把它写在表头的右上方。如果表中需要分别注明不同单位时,横行的计量单位可以专设"计量单位"一栏,纵栏的计量单位要与纵标目写在一起,用小字标写。

6. **统计表的表式一般是"开口"式的**　即表的左右两端不画纵线,表的上下端线要划粗线,中间的横线尽量简略。

7. **必要时统计表应加注说明或注解**　例如,某些指标有特殊的计算口径,某些资料只包括一部分地区,某些数字是由估算来插补等,都要加以说明。此外,还要注明统计资料的来源以便查考。说明或注解一般写在表的下端。

第二节　统　计　图

统计资料除了用统计表加以概括表述外,还可以用统计图显示。统计图的特点是形象、鲜明、直观,表示现象相互之间关系更便捷。统计图有很多种,如频数的分布图、时间序列的曲线图、品质分布数列的结构图、相关关系的相关图等。本节介绍常用的几种形式。

一、柱形图

它是在平面坐标上以横轴标示各组名称,纵轴标示各组数字的柱形图,用以直观地说明各组数字的分布特征,见表3-5,图3-1。

表3-5　某医院各科2010年平均住院日

科别	外科	内科	妇科	儿科
平均住院日(天)	12.84	14.66	12.15	10.32

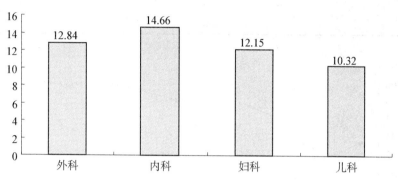

图3-1　某医院各科2010年平均住院日

二、复合柱形图

它具有双重比较的作用,既可以进行每组各柱形间的比较,也可以对各组的同类柱形进行比较,见表3-6,图3-2。

表3-6　某医院各科2009年与2010年病床使用率(%)比较

科别	外科	内科	妇科	儿科
2009年	106.36	101.98	103.42	98.32
2010年	109.71	105.66	100.18	93.36

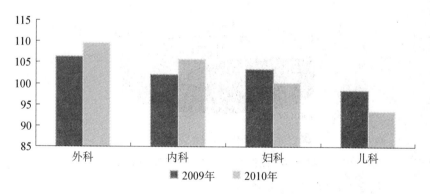

图3-2　某医院各科2009年与2010年病床使用率(%)比较

三、折线图

折线图是通过连续曲线的升降来表现现象发展的动态,见表3-7,图3-3。

表 3-7　某医院 2001～2010 年病床使用率

年份	病床使用率(%)	年份	病床使用率(%)
2001 年	102.58	2006 年	104.98
2002 年	101.67	2007 年	105.51
2003 年	103.73	2008 年	106.01
2004 年	104.66	2009 年	105.76
2005 年	105.36	2010 年	106.17

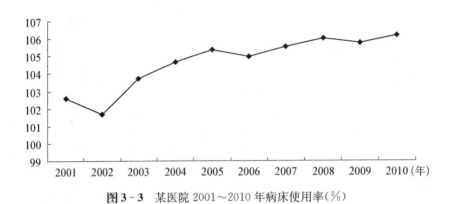

图 3-3　某医院 2001～2010 年病床使用率(%)

四、圆形结构图

它是表示总体中各组成部分所占比重的大小,见表 3-8,图 3-4。

表 3-8　某医院 2010 年各科门诊人次数

类别	内科	外科	妇产科	儿内科
门诊人次数	209 650	190 179	100 543	8 685

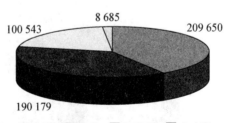

图 3-4　某医院 2010 年各科门诊人次数

本章思考与练习

1. 统计资料有哪些表现形式?
2. 什么是统计表?统计表主要有哪些组成部分?什么是主词、宾词?统计表有哪些种类?
3. 试述统计表与统计报表的区别。

4. 如何设计宾词指标？
5. 编制统计表时应注意哪些规则？
6. 统计图有哪些特点？
7. 常用的统计图有哪几种形式？
8. 表现现象发展的动态及总体中各组成部分所占比重分别用哪种图形？

第四章 统计报表制度和统计报表

第一节 统计报表制度

统计报表制度是由政府主管部门根据统计法规以统计表格形式和行政手段自上而下布置,而后由企、事业单位自下而上层层汇总上报的统计报告制度。它的任务是经常地、定期地收集反映国民经济和社会发展基本情况的资料,为各级政府和有关部门制定国民经济和社会发展计划,以及为检查计划执行情况服务。

统计报表制度具有以下三个显著的优点。

(1) 它是根据国民经济和社会发展宏观管理的需要而周密设计的统计信息系统。从基层单位日常业务的原始记录到包含一系列登记项目和指标,都可以力求规范和完善,使调查资料具有可靠的基础,保证资料的统一性,便于在全国范围内汇总、综合。

(2) 它是依靠行政手段执行的报表制度,要求严格按照规定的时间和程序上报,具有100%的回收率;另外,填报的项目和指标具有相对的稳定性,可以完整地积累形成时间序列资料,便于进行历史对比和社会经济发展变化规律的系统分析。

(3) 层层上报、逐级汇总的方式,可以满足各级管理部门对主管系统和区域统计资料的需要。

统计报表制度是一个庞大的组织系统。它不仅要求各基层单位有完善的原始记录和内部报表等良好的基础,还要有一支熟悉业务的专业骨干队伍。因此,它占用很大的人力和财力。要很好地发挥统计报表制度的积极作用,必须严格按照统计法规办事,实行系统内的有效监督和管理;报表要力求精简,既要防止多、乱、滥发报表,又要防止虚报、瞒报和漏报。这样,才能保证统计数字的质量,降低统计的社会成本。

第二节 统计报表

统计报表是按统一规定的表格形式,统一的报送程序和报送时间,自下而上提供基础统计资料,是一种具有法定性质的报表。统计报表主要用于收集全面的基本情况。此外,根据特定要求的临时性或区域性统计报表也常为重点调查等非全面调查所采用。按照性质和要求的不同,统计报表有如下几种分类。

1. 按报表内容和实施范围不同 分为国家统计报表、部门统计报表和地方统计报表。国家统计报表是国民经济基本统计报表,由国家统计部门统一制发,用以收集全国性的经济和社会基本情况;部门统计报表是为了适应各部门业务管理需要而制定的专业技术报表;地方统计报表是针对地区特点而补充制定的地区性统计报表,是为本地区的计划和管理服务的。

2. 按报送周期长短不同 分为日报、周报、旬报、月报、季报、半年报、年报、实时报等。周期短的,要求资料上报迅速,填报的项目比较少;周期长的,内容要求全面一些;年报具有年末总结的性质,反映当年中央政府的方针、政策和计划贯彻执行情况,内容要求更全面和详尽。

3. 按填报单位不同 分为基层统计报表和综合统计报表。基层统计报表是由基层企、事业单位填报的报表,综合统计报表是由主管部门或部门根据基层报表逐级汇总填报的报表。

除此之外,各种类型的统计报表还具有以下要素:
(1) 表号、制定机关、批准机关、批准文号及有效期。
(2) 组织机构代码、填报单位、填报时间、填报人签名、单位负责人签名。
(3) 指标解释及计算公式、报表中各项间的逻辑关系。
以上要素中如果第 1 项不全的可视为非法报表。

第三节 现行卫生统计报表制度

统计报表制度并不是一成不变的,政府主管部门根据形势的发展变化不断地对统计报表制度进行修订。现行的卫生统计报表制度即《全国卫生资源与医疗服务调查制度》,是由中华人民共和国卫生部制定,中华人民共和国国家统计局批准,于 2009 年 11 月颁布并执行的。

《全国卫生资源与医疗服务调查制度》要求从 2009 年起,执行卫生机构年报表即按照新的年度报表填报。从 2010 年 1 月起,执行月报表、季报表和实时报告表,并规定了报送的方式,即网络直报。2010 年卫生部对 2009 年实施的《全国卫生资源与医疗服务调查制度》部分调查表进行了修订。

为了全面落实卫生部的统计调查工作,各地的卫生行政部门也都结合本地的实际情况制定了相应的调查制度。上海市卫生局在此基础上结合上海的具体情况,修订完成了《上海市卫生资源与医疗服务调查制度》,具体明确了这个时期的调查目的、调查对象和范围、调查的主要内容和方法,以及报表填写要求、报送方式和报送日期。

第四节 医院统计报表

现行医院统计报表,是由卫生行政部门下发的有统一格式和内容的必须上报的法定报表。其报表类型、报送程序及报送时间均有具体的规定。

一、医院统计报表类型

1. 报送上海市卫生局
日报:医疗机构门急诊工作量日报表;
月报:医疗机构月报表;
季报:医院出院病人调查表;

年报:卫生机构年报表;

实时报:卫生人力基本信息调查表、医用设备调查表。

2. 报送上海市疾病预防控制中心

月报:产科工作情况报表;

季报:妇婴卫生工作报表。

3. 报送上海市干部保健局

月报、年报:干部门诊、病房医疗工作质量报表。

4. 报送(系统内)上级单位、医院领导、各职能部门、各临床科室

月报↘

季报→　医院医疗质量报表(系统内报表、院内报表)。

年报↗

二、报送时间

1. 上海市卫生局

年报:于次年1月15日前上报;

季报:于下季度第1个月内上报;

月报:于下月15日前上报;

日报:于次日上午11:00前上报,周五、周六及周日的数据于下周一分别上报,节假日的数据于节后第1个工作日分别上报;

实时报:卫生机构人员流入或流出本单位1个月内上报增减人员信息,每年7~9月更新所有在岗职工变动信息;医疗机构在设备购进、调出或报废1个月内上报。

2. 上海市疾病预防控制中心

月报:于下月10日前上报;

季报:于下季度第1个月10日前上报。

3. 上海市干部保健局

月报:于下月15日前上报;

年报:于下年度第1个月15日前上报。

4. 系统内报表、院内报表

月报:于下月第5个工作日前上报;

季报:于下季度第1个月第5个工作日前上报;

年报:于下年度第1个月第5个工作日前上报。

三、报送方式

(1) 网络上传。

(2) 纸质打印后由有关责任人签名(盖章)、加盖公章并发送至有关单位。

本章思考与练习

1. 什么是统计报表制度?它具有哪些优点?

2. 什么是统计报表？它具有哪些类型？统计报表有哪些要素？按报表内容和实施范围不同，医院统计报表属于哪种类型？
3. 医院统计报表具体有哪些类型？医院统计报表报送程序是怎样的？各类报表的报送时间怎样规定？报送方式有哪些？

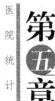

第五章 医院常用统计指标和计算公式

第一节 医院常用统计指标

统计指标是指反映社会经济现象数量特征的范畴。统计指标的数量表现称为指标值,也可简称为指标。

医院统计指标包括医疗业务、设备、物质、经费、人员、信息等。它是从整体上将医院的医疗业务、人员、设备、物质、经费等联系起来,综合反映医院的数量、质量和效率,为医院经营提供所需要的信息。其中医疗业务的统计量最大,是医院统计工作的重点。

一、医疗业务统计

(一) 门急诊统计

1. **总诊疗人次数** 指所有诊疗工作的总人次数,统计界定原则为:①按挂号数统计,包括门诊、急诊、出诊、单项检查、健康咨询指导人次等。患者1次就诊多次挂号,按实际诊疗次数统计,不包括根据医嘱进行的各项检查、治疗、处置工作量;②未挂号就诊、本单位职工就诊及外出诊不收取挂号费的,按实际诊疗人次统计。

2. **预约诊疗人次数** 包括网上、电话、院内登记、双向转诊等预约诊疗人次数之和。不包括体检人次数和接种人次数。

3. **门诊人次数** 以门诊挂号室每天挂号的次数为统计依据。包括24小时门诊制和夜门诊的诊疗人次数。门诊人次数按挂号类别分类可分为专家人次数和普通人次数。

4. **急诊人次数** 以急诊挂号室每天挂号的次数为统计依据。不包括产妇临产入院挂号的次数(应列入门诊人次数中)。

5. **出诊人次数** 指医师赴病人家庭或工作地点进行诊疗的人次数,以及医师定期或临时安排到所属社区进行巡回医疗的诊疗人次数。

6. **家庭卫生服务人次数** 指医护人员按制度赴家庭病床对病人进行诊疗的人次数,以挂号为统计依据。

7. **其他诊疗人次数** 除上述类别外的诊疗人次数。

8. **特需门诊人次数** 医院所开设的特需门诊的诊疗人次数,以挂号为统计依据。医院特需门诊的开设须有上海市卫生局的审批文件。

9. 专家门诊人次数　看(接)诊医师具有副主任医师及以上技术职称,挂号数量有一定限制的诊疗人次数。以挂号为统计依据。

10. 夜门诊人次数　延长门诊就诊时间的非急诊挂号人次数。以挂号为统计依据。

11. 医保病人(普通医保)包括如下:

(1) 城镇职工基本医疗保险(个保、镇保、互助帮困、综保);

(2) 居民基本医疗保险(包括大学生);

(3) 新型农村合作医疗;

(4) 少儿基金等;

(5) 除上述 4 类外归入医保其他。

12. 干部保健病人　持干部保健证就诊的病人。

13. 外省市病人　外省市来沪就诊的病人。

14. 健康检查人次数　指在院内进行的全身性健康检查的人次数。包括本院职工的全身健康检查人次数。

15. 急诊室死亡人数　指未收入观察室在急诊室治疗过程中死亡的人数。

16. 来院时已死亡人数　指来院时已无呼吸、心跳、脉搏等生命现象的人数。

17. 急诊抢救人次数　指病人由于各种原因其疾病的发展将危及生命,而医院为挽回病人的生命组织人力、物力进行紧急救治的人次数。

18. 抢救成功人次数　指急重危病人经抢救病情得到缓解的人次数。病人若有数次抢救,最后 1 次抢救无效而死亡的,则前几次抢救计为抢救成功,最后 1 次计为抢救无效。不包括慢性消耗性疾病患者的临终前抢救及无抢救特别记录和病程记录人数,亦不包括抢救过程中病人家属要求放弃或自动出院者。

(二) 观察室统计

1. 入观人数　指由急诊科(室)医师签准收入观察室治疗并收取留观费的病人,包括收入留观而观察时间不足 24 小时的病人,不包括虽收取留观费但属单纯补液的病人。以观察室日报表为依据。

2. 留观人数　指进观察室治疗,有留观病案记录的人数。

3. 出观人数　指进观察室治疗,病情好转出观回家,或病情不稳定收入院继续治疗,以及转院治疗的人数。

4. 观察室死亡人数　指收入观察室后医治无效而死亡的人数,包括收入观察室不足 24 小时即死亡的人数。

5. 期末留观人数　指报告期末晚零点时实有的留观病人数。

6. 期初留观人数　指报告期初晚零点时实有的留观病人数。应与上年或上季度、上月的期末留观人数相一致。

7. 观察床位数　指医院为留观病人设置的固定床位,包括肠道观察床,不包括抢救床及为急诊病人临时增设的简易观察床及补液床。

(三) 住院统计

1. 工作量指标

(1) 入院人数:指由门急诊医师签准入院并办理入院手续者,包括已办理手续尚未入病房即死亡的人数,以及虽未办理住院手续但已收入病房救治无效而死亡的人数。

(2) 出院人数:指所有入院后出院或死亡的人数。

(3) 手术人数:指出院者中施行过手术或操作的人数。同一病人在本次住院期间施行过多次手术或操作的,选择其中花费医疗精力最大、最主要的1次手术或操作统计。

(4) 手术人次数:指出院者中施行过手术或操作的次数。同一病人在本次住院期间施行过多次手术或操作的,均按其次数统计。

(5) 无菌手术人数:指出院者中施行无菌手术的人数,同一病人在本次住院期间患有同一疾病或不同疾病而施行两次及以上无菌手术者,选择其中花费医疗精力最大、最主要的1次无菌手术统计。

(6) 无菌手术人次数:指出院者中施行无菌手术的次数,同一病人在本次住院期间患有同一疾病或不同疾病而施行两次及以上无菌手术者,均按其次数统计。

(7) 其他科室转入、转往他科人次数:指科与科之间的转入、转出人次数,不包括同一科内各病区之间的转入、转出人次数。

(8) 期末留院人数:指报告期末晚零点时实有的留院人数。

(9) 期初留院人数:指报告期初晚零点时实有的留院人数。应与上年或上季、上月的期末留院人数相一致。

2. 工作质量指标

(1) 治愈、好转、未愈人数:指出院病人按收治住院的主病,由医师根据治疗后病情变化来判定治疗的效果如何,疗效的判定按卫生部印发的《住院病人治疗效果评定标准》来执行。

(2) 死亡人数:指入院后经医治无效死亡的病人,包括尚未办理入院手续但实际已收入病房救治无效而死亡的人数,以及虽已办理住院手续但还未进入病房已死亡的人数。

(3) 其他人数:指正常分娩、未产出院、入院未治疗、入院经检查无病、无并发症的人工流产、做绝育手术、骨髓和器官捐献(供体)、持续性化疗、放疗等的出院人数。

(4) 三日内确诊人数:指病人入院后在三日内由医师作出明确诊断的人数(确诊日期-入院日期≤3)。

(5) 手术并发症人数:指在手术过程中或手术后引起的另一种疾病或症状的人数。

(6) 无菌手术(Ⅰ类切口)甲级愈合人次数:指在住院期间施行了Ⅰ类(无菌)切口手术后切口愈合良好的人次数,不包括无菌手术后伤口未愈合即出院、转院或死亡而无法观察其切口愈合情况的人次数。以住院病案首页为统计依据。

(7) 门诊与出院诊断符合人数、入院与出院诊断符合人数、手术前后诊断符合人数、临床与病理诊断符合人数:指主要诊断完全符合或基本符合的人数。以住院病案首页为统计依据。具体按下列原则统计:

1) 病变部位相同而病因不同,作诊断对照不符合统计;

2) 病因相同而病变部位不同,作诊断对照不符合统计;

3) 门诊与出院、入院与出院、手术前后诊断纯属无关者,作诊断对照不符合统计;

4) 病因完全相同,病变部位亦基本相同,作诊断符合统计;

5) 病人因某病住院治疗,前后诊断也相符,但因并发其他更严重的疾病或原有的其他更严重的疾病复发而转科、转院医治或医治无效而死亡者。按照主要诊断的选择原则,入院时的疾病虽不能作为第一诊断,亦应作诊断符合统计。

(8) 待查人数

1) 门诊待查人数:指在门急诊医师签准住院时未给予明确诊断的人数;

2) 入院待查人数:指入院后主治医师首次查房未给予明确诊断的人数;

3) 出院待查人数:指出院时主治医师仍未给予明确诊断的人数。

具体按下列原则统计：①以体征代替诊断者；②以症状代替诊断者；③以实验室检查异常代替诊断者；④诊断后面写有"疑似"、"待排"、"可疑"及诊断后面打"?"者，均作待查统计。

(9) 医院内感染人数：指在住院期间发生感染的人数，包括在住院时获得而出院后发生感染的人数，不包括入院前已开始感染或入院时已处于潜伏期的感染人数。

3. 工作效率指标

(1) 实际开放总床日数：指期内医院各科每晚零点开放床位数之和。无论该床是否被病人占用，都应计算在内，包括消毒、小修理而暂停使用的病床及超过半年的加床。不包括因扩建和大修理而停用的病床以及临时（半年以内）增设的病床。

(2) 平均开放床位数：指期内平均每天开放的床位数。如期内医院床位数无变动，则平均开放床位数应与期末实有床位数相一致。

(3) 实际占用总床日数：指期内医院各科每晚零点病人实际占用的床位数（即住院人数）之总和，包括临时的加床。病人入院后于当晚零点前因故出院或死亡的，按实际占用床位1天进行统计，同时统计出院者占用总床日数1天，入院及出院或死亡各1人。

(4) 出院者占用总床日数：指期内每一位出院病人住院天数总和。每一位出院病人的入院与出院并作一天计算，若当天出入院作一天计算，故出院者占用总床日数不应出现半天数。

(5) 平均病床工作日：指期内平均每张病床的工作天数。

(6) 病床使用率：指期内平均每张病床的负荷状况。

(7) 病床周转次数：指期内每张病床平均收治了多少个病人。

(8) 平均住院日：指期内每一位出院病人的平均住院天数。

(9) 编制床位：由卫生行政部门核定批准设立的床位数。以批文为准。

(10) 实有床位：指期末固定实有床位数，包括正规床、简易床、监护床、超过半年的加床、正在消毒或修理的床位、因扩建和大修理而停用的床位。不包括新生儿床、库存床、观察床、病人家属陪护床、接产室的待产床、接产床及临时加床。

(11) 全年开设家庭病床总数：指年内撤销的家庭病床总数（即撤床病人总数）。

(12) 家庭病床病人住床总床日数：指建立家庭病床期间本期内住床天数，不管是否有医务人员服务，均应统计在内。

(13) 撤床病人住床总床日数：指撤销家庭病床的病人在建床与撤床期间住床的总天数，包括死亡病人死亡前建床住床总天数。

(四) 其他

1. 出院者医疗总费用　指出院病人在住院期间所发生的全部医疗费用，不包括伙食费。

2. 医疗纠纷　指患者和其家属等关系人对医疗机构及其医务人员提供的医疗护理等服务，以及效果不满意而与医疗机构发生的纠纷。

3. 居民健康档案累计建档人数　指按照卫生部关于印发《国家基本公共卫生服务规范（2009年版）》(卫妇社发[2009]98号)中《城乡居民健康档案管理服务规范》要求建立的城乡居民健康档案累计人数。按常住人口统计，不包括已居住本地不足半年的流动人口档案数。

4. 计算机管理人数　指根据卫生部《健康档案基本架构与数据标准（试行）》、《基于健康档案的区域卫生信息平台建设指南（试行）》要求建立的标准化电子健康档案人数。

5. 规范管理慢性病人　指对高血压、糖尿病和重性精神病等确诊患者进行登记管理、定期随访，并进行体格检查、用药、饮食运动和心理等健康指导。

6. 活产　指妊娠的产物全部从母体排出时，不论时间的长短，只要有呼吸、心跳、脐带动脉搏动、明确的随意肌运动四种生命现象之一的即为活产。

7. 孕产妇死亡　妇女在妊娠期至产后42天以内，由于任何与妊娠有关的原因所致的死亡称为孕产妇死亡。

8. 早产儿　指胎龄在37足周以前出生的活产婴儿，称为早产儿或未成熟儿。

9. 死产　指妊娠满28周及以上（如孕周不清楚，可参考出生体重达1 000 g及以上）的胎儿在分娩过程中死亡的（不含因计划生育要求的引产所致的死产数），称为死产。

10. 死胎　是指妊娠满20周及以上（如孕周不清楚，可参考出生体重达1 000 g及以上）的胎儿在宫内死亡（不含因计划生育要求的引产所致死胎的），称为死胎。

（五）手术级别、切口类别及愈合等级

指按照《医疗技术临床应用管理办法》（卫医政发[2009]18号）要求，建立手术分级管理制度。根据风险性和难易程度不同，手术分为四级，填写相应手术级别对应的阿拉伯数字（表5-1）。

（1）一级手术（代码为1）：指风险较低、过程简单、技术难度低的普通手术；
（2）二级手术（代码为2）：指有一定风险、过程复杂、程度一般、有一定技术难度的手术；
（3）三级手术（代码为3）：指风险较高、过程较复杂、难度较大的手术；
（4）四级手术（代码为4）：指风险高、过程复杂、难度大的重大手术。

表5-1　切口类别及愈合等级

切口分组	切口类别/愈合等级	内　涵
0类切口		有手术，但体表无切口或腔镜手术切口
Ⅰ类切口	Ⅰ/甲	无菌切口/切口愈合良好
	Ⅰ/乙	无菌切口/切口愈合欠佳
	Ⅰ/丙	无菌切口/切口化脓
	Ⅰ/其他	无菌切口/出院时切口愈合情况不确定
Ⅱ类切口	Ⅱ/甲	沾染切口/切口愈合良好
	Ⅱ/乙	沾染切口/切口愈合欠佳
	Ⅱ/丙	沾染切口/切口化脓
	Ⅱ/其他	沾染切口/出院时切口愈合情况不确定
Ⅲ类切口	Ⅲ/甲	感染切口/切口愈合良好
	Ⅲ/乙	感染切口/切口愈合欠佳
	Ⅲ/丙	感染切口/切口化脓
	Ⅲ/其他	感染切口/出院时切口愈合情况不确定

注：(1) 0类切口：指经人体自然腔道进行的手术，以及经皮腔镜手术，如经胃腹腔镜手术、经脐单孔腹腔镜手术等。
(2) 愈合等级"其他"：指出院时切口未拆线或无需拆线，愈合情况尚未明确的状态。
(3) 外科手术：简称手术，俗称开刀，凡指透过外科设备或外科仪器，经外科医师或其他专业人员的操作下，进入人体或其他生物组织，以外力方式排除病变、改变构造或植入外来物的处理过程。
(4) 操作：主要是指内窥镜检查、穿刺、插管、介入、造影、治疗性超声等等。

二、其他有关的统计信息

人力资源、收入与支出、资产与负债、医用设备、房屋及基本建设等，由所管辖的部门完成统计后汇总至病案室(统计室)，由病案室(统计室)统一上报至卫生行政部门。

第二节 医院常用统计指标的计算公式

抢救成功率＝(抢救成功人次/抢救总人次)×100％

治愈率＝治愈人数/(出院人数－其他人数)×100％

好转率＝好转人数/(出院人数－其他人数)×100％

未愈率＝未愈人数/(出院人数－其他人数)×100％

死亡率＝死亡人数/(出院人数－其他人数)×100％

入院三日确诊率＝入院三日确诊人数/(出院人数－其他人数)×100％

无菌切口丙级愈合率＝(无菌切口丙级愈合人数/无菌切口人数)×100％

手术并发症发生率＝(手术并发症发生人数/手术总人数)×100％

手术前后诊断符合率＝(手术前后诊断符合人数/手术总人数)×100％

临床与病理诊断符合率＝(临床与病理诊断符合人数/病理检查总人数)×100％

门诊与出院诊断符合率＝门诊与出院诊断符合人数/(门诊与出院诊断符合人数＋门诊与出院诊断不符合人数)×100％

入院与出院诊断符合率＝入院与出院诊断符合人数/(入院与出院诊断符合人数＋入院与出院诊断不符合人数)×100％

门诊待查率＝门诊待查人数/(出院人数－其他人数)×100％

入院待查率＝入院待查人数/(出院人数－其他人数)×100％

出院待查率＝出院待查人数/(出院人数－其他人数)×100％

实际开放总床日数(张)＝开放床位数×报告期日历日数

平均开放床位数(张)＝实际开放总床日数/报告期日历日数

平均病床工作日(日)＝实际占用总床日数/平均开放床位数

病床使用率＝(实际占用总床日数/实际开放总床日数)×100％

病床周转次数(次)＝出院人数/平均开放床位数

分科病床周转次数(次)＝(本科出院人数＋转往他科人数)/本科平均开放床位数

平均住院日(天)＝出院者占用总床日数/出院人数

出院病人平均医疗费用(元)＝出院病人医疗总费用/出院人数

出院病人日均医疗费用(元)＝出院病人医疗总费用/出院者占用总床日数

出院病人平均药费(元)＝出院病人药费总额/出院人数

门急诊人均医疗费用(元)＝门急诊总收入/门急诊人次数

本章思考与练习

1. 什么是统计指标?
2. 医疗业务统计包括哪些方面?住院统计指标包括哪几方面?
3. 总诊疗人次数包括哪些方面?
4. 试述手术人次数和手术人数的区别。
5. 以下指标属于哪种类型(数量、质量、效率)?
   总诊疗人次数　病床使用率　三日确诊人数　病床周转次数　专家人次数　无菌手术人次数　无菌切口丙级愈合　手术并发症人数　医院内感染人数　实际开放总床日数　平均住院日　临床与病理诊断符合人数　急诊人次数　出院待查人数　出院人数　平均病床工作日　健康检查人次数　治愈人数
6. 以下哪些诊断属于待查?
   血红蛋白尿　急性胆囊炎　消瘦　干燥综合征　多囊肾　白细胞增多　腹痛　胸椎肿瘤?　心包积液　食欲不振　甲状腺功能亢进　血沉高
7. 以下哪些诊断属于诊断不符合?

入院诊断	出院诊断	门诊诊断	出院诊断
肾结石	肾结节	慢性肾盂肾炎	慢性肾小球肾炎
心包炎	心包积液	结节性甲状腺肿	甲状腺腺瘤
胃底溃疡	胃小弯溃疡	口腔溃疡	口腔白塞氏综合征
膀胱息肉	膀胱腺癌	大叶性肺炎	小叶性肺炎
肝结石	肝内胆管结石	虹膜炎	青光眼

8. 某医院2010年出院人数资料(单位:人)。

时间	出院	其中:								
		治愈	好转	未愈	死亡	其他	三日确诊	入出院诊断符合	入出院诊断不符合	出院待查
一季度	4 600	1 311	2 446	249	96	498	4 062	4 025	47	69
二季度	4 837	1 416	2 590	211	94	526	4 256	4 253	56	71
三季度	5 007	1 430	2 720	190	117	550	4 393	4 366	51	75
四季度	5 210	1 468	2 815	242	113	572	4 592	4 561	60	78

试根据上述资料计算各季度及年度的治愈率、好转率、死亡率、三日确诊率、入出院诊断符合率及出院待查率。

9. 某医院2010年部分科室手术人数资料(单位:人)。

科别	手术人数	其中:		
		无菌切口	无菌切口丙级愈合	手术前后诊断符合
心脏外科	805	803	1	797
神经外科	712	631	0	698
泌尿外科	733	36	1	720

试根据上述资料计算各科室和总的无菌切口丙级愈合率,以及手术前后诊断符合率。

10. 某医院 2010 年 1 月份病床使用情况。

科别	期末病床数	出院人数	转科人数	实际占用总床日数	出院者占用总床日数
外科	210	521	17	6 590	6 304
内科	120	302	15	3 670	3 986
妇科	40	101	4	1 210	1 030
儿科	30	96	—	905	672

根据上述资料计算(1 月份的床位数没有变动):
各科及总的平均病床工作日、病床使用率、病床周转次数、平均住院日(保留两位小数)。

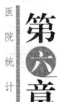

第六章 医院统计常用的分析方法

第一节 基本概念

一、统计总体和总体单位

统计总体是统计研究所确定的客观对象,它是由客观存在的具有共同性质的许多单位组成的整体,简称总体。例如,要调查研究某市的医疗运行情况,该市所有的医疗单位就组成一个总体。这些医疗单位尽管规模、实力、隶属关系等各不相同,但都是从事医疗活动的单位,至少在这一方面具有共同性,这种共同性也称同质性,是统计总体赖以形成的客观基础,也是统计总体的基本属性或特征。所以统计总体也有同质总体之称。

总体按其包括范围的大小,可以分为无限总体和有限总体。无限总体是指包括的单位很多,以至于呈无限的总体。例如,要研究医院住院病人,医院住院病人就是无限总体。有限总体规模和范围相对较小,包括有限个的单位的总体。例如,某市医疗单位组成的总体。社会经济统计中,大多数属于有限总体。对无限总体只能抽取一部分单位进行非全面调查,据以推断总体;对有限总体则可以进行全面调查,也可以进行非全面调查。

总体单位就是组成总体的各个单位,是各项统计数据的原始承担者,简称单位。要了解总体的数量特征,就是从一个一个的统计单位调查登记开始的。例如,要调查研究某医院的医疗运行情况,该医院的每一个科室就是总体单位,只有从这些单位取得有关的统计资料,才能汇总整理得到该医院的总体情况。

统计总体是根据研究任务确定的客观对象,它既可以是由人、物、组织单位等实体构成,也可以由现象、活动过程等非实体构成。例如,要研究医疗费用的变动情况,除了药品价格以外,还包括各种劳务的价格。劳务是一种活动过程,而不是实体。同时,总体和总体单位是相对的,由于统计调查研究的任务和范围不同,同一事物在某种情况下是总体,在另一种情况下就可能是总体单位。

二、总量指标

总量指标是统计资料经过汇总整理后得到的反映总体规模和水平的总和指标,其表现形式是具有计量单位的绝对数。例如:医院的门诊量、一个地区或一座城市的门急诊量等。

总量指标在医院管理中具有重要作用。

首先,总量指标反映了一家医院或一个地区的医疗运行状况和实力。从医院的角度来讲,医院基本情况的数量资料首先都表现为一定的总量。例如,某家医院 2010 年门诊量达到 49.75 万人次数;出院人数为 2.41 万人;手术为 1.11 万人次数;医疗总收入为 8 亿元等。不仅表明了这家医院的医疗水平,还可以用作同类医院间的比较分析。所以总量指标是反映一家医院实力的重要指标。

其次,总量指标是加强医院管理、保证医院良性循环并健康发展的重要工具,也是医院进行经济核算和经济活动分析的基础。例如,医院计算一定时期的医疗总收入、医疗总支出等总量指标,并加以比较分析,就能反映出医院管理水平和经济效益的高低。医院制订计划的基本指标也常以总量指标的形式来规定。

再次,总量指标是计算相对指标和平均指标的基础。相对指标和平均指标一般都是两个有联系的总量指标对比的结果,它们是总量指标的派生指标。总量指标计算是否科学合理,直接影响着相对指标和平均指标的准确性。

本章第一节思考与练习

1. 什么是总体和总体单位?试举例说明。
2. 总体按其包括范围的大小可以怎样划分?在社会经济统计中大多数属于哪类总体?
3. 总体和总体单位是怎样的关系?
4. 什么是总量指标?试举例说明。
5. 总量指标有哪些作用?

第二节 相 对 指 标

一、相对指标的概念和作用

相对指标是用两个有联系的指标进行对比的比值来反映现象数量特征和数量关系的综合指标,相对指标也称相对数。

相对指标的主要作用有以下几个方面。

1. 说明总体内在的结构特征　为深入分析事物的性质提供依据,如分析一个地区不同等级的医院的结构,可以说明该地区的医疗条件;分析一家医院的各类统计指标,可以说明该医院的医疗运行状况。

2. 将现象的绝对差异抽象化　使一些不能直接对比统计的指标找到共同的比较基础。例如,不同的科室由于工作内容不同,各项条件不同,不能直接对比。但是以计划指标为依据,计算计划完成情况的相对指标,就使它有了共同的比较基础,建立了直接的对比关系。

3. 说明现象的相对水平　表明现象的发展过程和程度,反映事物发展变化的趋势。如计算各类诊断符合率、无菌切口感染率等相对指标,可以反映一家医院的医疗水平;用发展速度可以揭示医院的发展变化趋势和方向等。

二、相对指标的种类

要比较一定要有比较的标准(或比较的基础),也就是以什么数字进行对比的问题。随着分析目的的不同,可以有不同的比较标准,从而产生不同的相对数。例如:

与计划数字对比,为计划完成相对数;

与总体数字对比,为结构相对数;

与同类典型数字对比,为比较相对数;

与总体内另一部分数字对比,为比例相对数;

与不同时期的同一类数字对比,为动态相对数;

与有联系的总体数字对比,为强度相对数。

这些相对指标说明不同的相对水平、不同的结构性质、不同的普通程度等,并在各种统计分析中被广泛运用。

三、相对指标的计算与分析

(一) 计划完成相对数

计划完成相对数是将某一时期的实际完成数与计划数进行对比,反映计划执行情况。计算计划完成情况相对指标的基数是计划任务数,由于基数的表现形式有绝对数、相对数和平均数三种,因而计划完成相对数在形式上有所不同,但在计算方法上仍然以计划指标作为对比的基础或标准,一般用百分数表示。分别说明如下:

1. 计划数为绝对数时 计划完成程度计算公式为:

$$计划完成相对数(\%) = \frac{实际完成数}{计划数} \times 100\%$$

例1:某医院 2010 年门诊量计划数为 250 000 人次数,实际门诊量为 269 102 人次数,则门诊人次数计划完成程度:

$$门诊人次数计划完成(\%) = \frac{269\ 102}{250\ 000} \times 100\% = 107.64\%$$

计算结果表明,实际门诊人次数比计划超额完成了 7.64%。

例2:假定某医院有三个科室,2010 年第三季度各科室计划门诊人次数和实际门诊人次数资料如表 6-1。

表 6-1 某医院各科室 2010 年第三季度门诊人次数完成情况

科室	计划门诊人次数		第三季度门诊总人次数	第三季度计划完成(%)	累计至第三季度止门诊总人次数	至第三季度止完成年门诊人次数计划(%)
	全年	其中:第三季度				
	1	2	3	4=3/2	5	6=5/1
内科	20 000	5 000	5 070	101.4	15 080	75.40
外科	16 000	4 000	4 020	100.5	12 020	75.13
儿科	9 000	2 250	2 180	96.89	6 280	69.78
合计	45 000	11 250	11 270	100.18	33 380	74.18

根据表 6-1 中第 2、3 栏数字，即可以计算出计划完成百分比，如第 4 栏所列。整所医院第三季度超额完成门诊人次数计划的 0.18%，这其中内科超额完成计划 1.4%，外科超额完成计划 0.5%，而儿科没有完成计划。在这个分析基础上，要具体分析计划完成或未完成的原因，既要肯定成绩，找出完成计划的有利因素，又要及时发现问题，抓住薄弱环节进一步挖掘潜力。

分析计划执行情况，还要检查计划执行的过程。例如，把表 6-1 第 5 栏的累计至第三季度止的门诊总人次数与全年计划门诊总人次数对比，可以计算出年度门诊人次数计划的执行进度指标。表 6-1 第 6 栏计算结果表明，该医院截至第三季度止已完成全年门诊总人次数计划的 74.18%，但是各科室的计划执行过程是不平衡的，内科和外科分别完成了全年计划的 75.40% 和 75.13%；儿科只完成了全年计划的 69.78%，因此影响了全院的门诊人次数计划。这种分析可以监督计划执行的均匀性，预计年计划完成的可能情况，便于医院领导及时采取措施，保证完成或超额完成计划。

2. 计划数是相对数时　计划完成程度计算公式为：

$$计划完成相对数(\%) = \frac{实际完成的百分数}{计划规定的百分数} \times 100\%$$

例 1：某医院计划手术人次数比上年上升 6%，实际手术人次数比上年上升 8%，则手术人次数计划完成程度：

$$手术人次数计划完成(\%) = \frac{(100\% + 8\%)}{(100\% + 6\%)} \times 100\% = 101.89\%$$

例 2：某医院计划出院病人人均医疗费用比上年降低 3%，实际人均医疗费用降低了 5%，则人均医疗费用计划降低程度：

$$人均费用计划完成(\%) = \frac{(100\% - 5\%)}{(100\% - 3\%)} \times 100\% = 97.94\%$$

上述两种计划完成相对数的意义是不同的，手术人次计划完成程度若 >100%，说明超额完成计划；若 <100% 说明没有完成计划。比值越大表明完成计划越好，这种指标称为正指标。人均费用计划完成程度若 >100%，说明费用比计划提高，没有完成计划；若 <100% 说明费用比计划降低，且超额完成计划。比值越小说明计划完成越好，这种指标称为逆指标。

3. 计划数是平均数时　计划完成程度计算公式为：

$$计划完成相对数(\%) = \frac{实际完成的平均数}{计划规定的平均数} \times 100\%$$

例如：某医院计划要求内科某单病种人均费用控制在 5 000 元/人，实际该病种的人均费用为 4 980 元/人。该病种人均费用的计划完成程度为：

$$某单病种费用计划完成(\%) = \frac{4\ 980}{5\ 000} \times 100\% = 99.60\%$$

计算结果表明，某单病种人均费用实际比计划降低 0.40%。

(二) 结构相对数

结构相对数是总体内某一部分数值与总体总量对比的比值，即求各组总量占总体总量的比重，一般用百分数表示，各组比重的百分数总和等于 100%。它是用来反映总体内部的构成和类型特征。计算公式如下：

$$结构相对数(\%)=\frac{总体内某组总量}{总体总量}\times 100\%$$

最常用的结构分析有下列几个方面:

(1) 分析总体内部的各组结构,说明现象总体的性质和特征。例如,2010年某医院实有病床200张,其中内科有64张,占32%;外科有76张,占38%;妇产科有40张,占20%;儿科有20张,占10%。这就清楚地表明各科床位的构成情况,医院领导可以根据各科的实际情况合理调配床位,提高病床使用率。

(2) 分析总体内部的构成情况变化,显示现象发展的变化过程。表6-2为某医院的出院人数及其构成资料。

表6-2 某医院各科出院人数及其构成

科别	2008年		2009年		2010年	
	出院人数	占比重(%)	出院人数	占比重(%)	出院人数	占比重(%)
外科	5 288	44.14	5 676	44.15	6 247	44.97
内科	5 139	42.90	5 214	40.56	5 570	40.10
儿科	1 552	12.96	1 965	15.29	2 074	14.93
合计	11 979	100.00	12 855	100.00	13 891	100.00

从表6-2出院总人数的构成变化来看,虽然各科每年的出院人数都在上升,但上升的幅度不同,所以出院人数所占比重也在发生变化。

(三) 比较相对数

比较相对数就是由不同单位的同类指标对比而确定的相对数,说明某一种现象在同一时间内各单位发展的不平衡程度。一般用倍数或百分数表示。计算公式如下:

$$比较相对数=\frac{某地区(单位)的指标数值}{另一地区(单位)同一指标的数值}$$

例如:甲医院实有床位1 500张,乙医院实有床位1 200张,两者之比为:

$$两者床位数之比=\frac{1\,500}{1\,200}=1.25(倍)$$

表明甲医院的床位是乙医院的1.25倍。

分子分母可以互换:

$$两者床位数之比=\frac{1\,200}{1\,500}=0.8(倍)$$

表明乙医院的床位是甲医院的0.8倍。

以上是利用总量指标进行对比分析。比较相对指标也可以计算不同单位的同类指标绝对差距。例如,以我国2010年国内生产总值(GDP)与同时期其他国家对比,可以说明经济上的差距。对于医院之间以及医院内部各科室的分析,由于总量指标受规模大小、工作条件不同的影响,更多要采用质量指标来比较。如用病人的诊断符合率、重危病人抢救成功率、院内感染率等相对指标来进行不同科室之间的对比分析;也可以将质量指标与卫生部规定的质量标准进行对比分析。使各家医院或医院内各科室有一个共同的奋斗目标和衡量医疗水平的共同尺度,进一步达到提高医疗质量的目的,举例见表6-3。

表6-3 某医院血液科与肾脏科重危病人抢救成功率(%)比较

年份(年)	血液科	肾脏科	比较士
2008	88.02	88.42	−0.40
2009	87.76	87.10	0.66
2010	89.86	89.73	0.13

(四)比例相对数

比例相对数是将总体内某一部分数值与另一部分数值对比所得到的相对数,反映有关事物之间的实际比例关系。比例相对指标的数值一般用系数或倍数表示。计算公式如下:

$$比例相对数 = \frac{总体中某一部分的数值}{总体中另一部分的数值}$$

例如:某医院2010年专家门诊量为219 169人次,普通门诊量为486 950人次,则专家门诊人次数与普通门诊人次数的比例关系是1∶2.22。

比较相对数与比例相对数的区别在于前者是不同总体之间的比较,后者是对同一总体内不同部分之间进行比较。

(五)动态相对数

动态相对数是将总体不同时期的同一类指标对比而计算的比值,说明事物发展变化的程度,一般用百分数表示。通常将作为比较基础的时期称为基期,与基期对比的时期称为报告期或计算期。计算公式如下:

$$动态相对数(\%) = \frac{报告期数值}{基期数值} \times 100\%$$

例如:某医院2009年出院病人人均费用为8 500元,2010年为8 860元,则报告期的人均费用与基期之比为:

$$人均费用变动程度(\%) = \frac{8\ 860}{8\ 500} \times 100\% = 104.24\%$$

表明报告期的出院病人人均费用比基期上升了4.24%。

(六)强度相对数

强度相对数就是在同一地区或单位内,两个性质不同而有一定联系的总量指标数值对比得出的相对数,是用来分析不同事物之间的数量对比关系,表明现象的强度、密度和普遍程度的综合指标。强度相对指标是一种特殊形式的相对数,一般以双重单位表示,是一种复名数。强度相对数有正指标、逆指标之分。正指标比值的大小与其反映的强度、密度和普及程度成正比,逆指标比值的大小与其反映的强度、密度和普及程度成反比。有些强度相对数将其比式的分子分母互换,就可从正指标变为逆指标,其评价判别的意义相同。计算公式如下:

$$强度相对数 = \frac{某一指标的数值}{另一有联系的不同指标的数值}$$

例如:某地区2005年总人口为1 500万人,有320家医院,则该地区医院密度指标为:

$$某地区医院密度 = \frac{320}{1\,500} = 0.21(家/万人)$$

上述地区医院密度也可以用逆指标表示：

$$某地区医院密度 = \frac{1\,500}{320} = 4.69(万人/家)$$

正指标说明每一万人分摊有 0.21 家医院，逆指标说明每家医院服务对象为 4.69 万人。

四、正确应用相对指标的原则

应用相对指标分析医院医疗运行中各种现象的各方面联系和对比关系，必须注意以下原则。

1. 要注意统计数据的可比性　即用以对比的指标在涵义以及包括范围、计算方法、计量单位、时间跨度等方面要保持一致。如果各个时期的统计数字因行政区划、组织机构、隶属关系的变更，或因统计制度方法的改变而不能直接对比的，就应以报告期的口径为准，调整基期的数字。

2. 要在科学分组的基础上运用对比分析指标　统计分组的一个重要任务，在于划分医院医疗运行中各种现象的不同类型，它不但用于确定研究现象的同质总体，而且在现象总体中进一步依据分析任务要求，划分不同的各组或各部分，提供深入的分析研究。结构分析指标就是在这样分组的基础上来分析现象结构及其变化情况。

3. 要把相对指标与总量指标结合起来运用　相对指标比总量指标可以更进一步揭示现象联系和对比关系，但在另一方面掩盖了现象间绝对量上的差别。因此，在许多场合，利用相对指标进行统计分析时必须考虑到这个相对指标背后的绝对水平，结合运用才能充分说明被研究的现象和过程。

4. 要把各种相对指标综合应用　各种相对指标的具体作用不同，都是从不同的侧面来说明所研究的问题。为了全面而深入地说明现象及其发展过程的规律性，应该根据统计研究的目的，综合应用各种相对指标。这样可以比较、分析现象变动中的相互关系，更好地阐明现象之间的发展变化情况。

本章第二节思考与练习

1. 什么是相对指标？在统计中相对指标有何作用？常用的相对指标有哪几种？试述它们的比较标准。计划完成相对数有哪些形式？
2. 具体说明下列指标属于哪种形式相对数。
   (1) 出院人数中治愈率为 35%；
   (2) 外科上半年的手术人次数比计划上升了 6.56%；
   (3) 某地区养老院拥有量为 家/50 万人；
   (4) 专家门诊人次数占了门诊总人次数的 27%；
   (5) 伤科与骨科的病床比是 1∶1.5；
   (6) 消化科第一季度的院内感染率比血液科少 0.2 个百分点；
   (7) 某科室的电脑拥有量为 1.2 人/台；
   (8) 外一病区第三季度的出院人数是外二病区的 1.12 倍；

(9) 儿内科 5 月份的门诊人次数比上年同期上升了 105.78%。

3. 某医院 2010 年上半年部分科室门诊人次数完成情况如下表：

科室	计划门诊人次数	实际完成人次数				
		1月	2月	3月	4月	5月
消化科	9 000	1 530	1 430	1 560	1 600	1 590
肾脏科	9 600	1 650	1 500	1 680	1 670	1 710
血液科	10 200	1 720	1 590	1 750	1 790	1 820

要求根据表列资料：①计算至 5 月份止各科完成上半年门诊人次数计划（%）。②根据各月平均完成计划情况看，各科室累积至 5 月底是否完成或提前完成了计划？

4. 某地区两个社区的居民数和全科医生（保健）医师数如下表：

社区	保健医师（人）	居民（万人）
甲社区	8	9.7
乙社区	5	6.56
合计	13	16.26

试根据上述资料计算有关的强度相对指标、比较相对指标、结构相对指标、比例相对指标，并作简要分析。

5. 某医院 2010 年计划门诊人次数比 2009 年上升 5%，实际门诊人次数比 2009 年上升 8%，试计算 2010 年门诊人次数计划完成程度。

6. 某医院计划要求外科 2010 年上半年的门急诊人均费用控制在 300 元/人，实际门急诊人均费用为 310 元/人，试计算外科门急诊人均费用计划完成程度。是否完成计划？

第三节 平 均 指 标

一、平均指标的概念和作用

平均指标又称平均数，是指一组数据的总和除以这组数据个数所得到的商，即为这组数据的平均数。平均指标是统计中常用综合指标之一，它表明同类现象在一定时间、地点、条件下所达到的一般水平，是总体内各单位参差不齐的标志值的代表值。平均分析法是统计分析的一种重要方法。

在医院的同质总体中，每个科室都有区别于其他科室的特征。这些特征表现在数量上就是大小不等、高低有别。例如，医院是在不断发展的，但是医院内各个科室（或部门）在发展的具体速度上却存在快慢不等的差别。所以要在众多的科室中，用某一科室的数量来代表医院的数量显然是不妥当的。但是也应该看到，在同质总体内的各个具体事物现象具有共同质的规定性，其数量差异总有一定的范围，这样就需要利用一定的量来代表总体的一般水平。统计平均数就是在同质总体内，将各个个体的数量差异抽象化，用以反映总体在具体条件下的一般水平。例如，用出院病人的平均医疗费用代表病人医疗费用的一般水平。可见，统计平均数所代表的是医院各科室的一般水平,而不是某一科室的具体数值。平均指标综合反映了事物现象在具体条件下的一般水平,在医院医疗活动中具有广泛的应用。

平均指标的主要作用有以下几方面:

(1) 用来比较同类现象在不同单位、不同地区发展的一般水平,以反映各单位、各地区的工作成绩和质量。例如,评价不同科室或医院的医疗工作,如果用总量指标进行对比,因为受到规模大小不同的影响不能说明问题。如果用平均指标即人均医疗费用、平均住院日等指标来进行比较,就可以较好地评价不同单位的医疗运行状况。

(2) 用来比较同一单位的同类指标在不同时期的变动状况。例如,将医院或科室历年的平均病床工作日、病床周转次数等指标进行比较,可以反映医院或科室不同时期的工作效率。

(3) 用来分析现象之间的依存关系。例如,医院医疗质量的优劣直接影响到医院的工作效率,医院的工作质量指标和工作效率指标能充分体现。正确的诊断、合理的治疗、规范的管理等,能使医院的工作效率不断提高。

二、算术平均数

算术平均数是计算平均指标的最常用、最基本的方法。这是因为社会现象的许多技术指标,都是通过现象总体的标志总量(各单位标志值的总和,也称标志总值)与总体单位数的对比计算出来的。例如,出院病人平均医疗费用是病人的医疗总费用与出院人数的对比关系;平均住院日是出院病人的住院总天数与出院人数的对比关系。算术平均数的计算过程正是符合这种数量对比关系的。因此,算术平均数的基本算式是总体的标志总量与单位总数之比。计算公式如下:

$$算术平均数 = 总体标志总量 / 总体单位数$$

在已知这两个总量指标资料时,可直接利用这个基本算式计算平均数。

例如:某医院某年出院病人医疗总费用为 4 269.16 万元,出院人数为 3 860 人,则:

$$人均费用 = 4\,269.16 / 3\,860 = 1.106(万元/人)$$

在计算算术平均数时,必须保证分子分母所包含的口径严格一致,否则计算算术平均数就会失去意义。

在不具备算式子项和母项资料时,就要算出这两个数值来。根据基本算式的要求,有两种计算算术平均数的方法,即简单算术平均数和加权算术平均数。

1. 简单算术平均数 依据现象总体的各个单位具体资料计算算术平均数,标志总量由各单位标志值的简单加总而来。这种用算术和求得标志总量计算的算术平均数称为简单算术平均数。计算公式如下:

$$\overline{X} = \frac{x_1 + x_2 + x_3 + \cdots + x_n}{N} = \frac{\sum x}{N}$$

简略形式为:$\overline{X} = \dfrac{\sum x}{N}$

式中:$\overline{X}$ 代表算术平均数;x_i 代表各单位标志值;$\sum$ 是总和符号;N 代表总体单位数。

例如:某科室某日出院 5 个病人,每人的医疗费用分别为:8 296 元、9 533 元、14 322 元、7 499 元、12 364 元。则平均每个病人医疗费用为:

$$\text{人均费用} = \frac{(8\ 296 + 9\ 533 + 14\ 322 + 7\ 499 + 12\ 364)}{5} = \frac{52\ 014}{5} = 10\ 402.8(\text{元})$$

2. 加权算术平均数　在资料已经加以分组得出次数分配的情况下,就必须先求每组的标志总量,并加总取得总体的标志总量,然后才计算算术平均数,这称为加权算术平均数。计算公式如下:

$$\overline{X} = \frac{x_1f_1 + x_2f_2 + x_3f_3 + \cdots + x_nf_n}{f_1 + f_2 + f_3 + \cdots + f_n} = \frac{\sum xf}{\sum f}$$

简略形式为:$\overline{X} = \dfrac{\sum xf}{\sum f}$

式中:x_i 代表各组变量值;f_i 代表各组单位数(次数);x_if_i 代表第 i 组的标志量总和;n 代表组数见表 6-4。

表 6-4　某医院 2010 年部分病种人均医疗费用

病种	人均费用(元)	出院人数	总费用(元)
肾病综合征	8 587	38	326 306
系统性红斑狼疮	7 445	22	163 790
血管炎	7 407	30	222 210
尿毒症	18 996	19	360 924
慢性肾炎	4 908	20	98 160
合计	9 081	129	1 171 390

表 6-4 是某医院部分病种人均费用和出院人数的资料,很显然,将各病种的人均费用乘以对应的出院人数,便可得到各病种的总费用,加总后以此数除以总人数,就是出院病人的人均费用。具体计算如下:

$$\text{人均费用} = \frac{8\ 587 \times 38 + 7\ 445 \times 22 + 7\ 407 \times 30 + 18\ 996 \times 19 + 4\ 908 \times 20}{38 + 22 + 30 + 19 + 20} = 9\ 081(\text{元})$$

可见,平均数的大小不仅决定于总体各单位的标志值 x,同时也决定于各标志值的次数 f,次数 f 也称为权数,次数大的标志值对平均数的影响要大些,次数小的标志值对平均数的影响也相应地小。标志值次数的多少对其在平均值中的影响有权衡轻重的作用,故称权数。

在平均数计算中应用权数的必要性可从上例的计算中说明。上例用加权方法计算出的总费用 1 171 390 元和出院人数 129 人都是符合实际的,因而两者相除而得的人均费用 9 081 元也是正确的。如果用简单平均法计算,则人均费用为:

$(8\ 587 + 7\ 445 + 7\ 407 + 18\ 996 + 4\ 908)/5 = 9\ 469$ 元,用这个人均费用乘以出院人数得 $9\ 469 \times 129 = 1\ 221\ 449$ 元,与实际总费用 1 171 390 元不符,所以是不正确的。只有当各组出院人数完全相等时才可用简单平均的方法,因为这时权数相等,已失去权衡轻重的作用了。

三、分组法在平均分析中的运用

计算平均指标或进行平均分析最基本的前提在于被研究对象必须是同类的。科学地进行平均分析首先要与分组法相结合,在许多情况下按同质总体所计算的总平均数,还不能充分地反映所研究内容的特征和规律性,有待进一步利用分组法。根据与分析任务有关的某些标志进行分组,计算组平均数,以补充总平均数的不足,分组法与平均指标相结合是进行平均分析中的关键问题。

1. 平均指标与分组法相结合,可以深入研究现象总体的特征、分析现象的依存关系　例如,某地区若干同等医院病人的人均费用、平均住院日等指标反映该地区医院的医疗质量与经营效果所达到的一般水平。如果从医护人员的技术装备程度进一步进行分组分析,计算这些指标的组平均数,就能够看出不同装备程度医院的不同医疗质量与经营效果。随着技术装备程度的提高,技术水平也相应提高。

2. 平均指标与分组法相结合,可以揭明现象内部结构影响　通过分组法还可以表明总体内部各部分的比重和比例关系,分析现象结构对总平均指标的影响关系。表 6-5 是某医院部分病种手术人数、平均住院日资料。

表 6-5　某医院部分病种手术人数、平均住院日比较

病种	甲病区			乙病区		
	手术人数	平均住院日	住院总天数	手术人数	平均住院日	住院总天数
胆囊炎胆囊结石	429	5.03	2 158	381	4.75	1 810
胃恶性肿瘤	49	20.91	1 024	101	19.50	1 970
结节性甲状腺肿	32	6.77	217	28	6.16	172
合计	510	6.66	3 399	510	7.75	3 952

表 6-5 所示,甲乙两个病区手术人数都是 510 人,从平均住院日来看,甲病区各类病种的平均住院日均比乙病区长,可是从总体看,乙病区的平均住院日反而比甲病区长。这主要是两个病区在病种数量上存在较大差别,平均住院日相对较长的胃恶性肿瘤,乙病区占了手术人数的 19.80%,甲病区只占 9.61%。由此可见,比重结构对总平均数的影响很大,仅用总平均数说明问题是不够的,可能会掩盖内部的真实情况,因此需要组平均数作补充。

本章第三节思考与练习

1. 试述平均指标的意义和作用。
2. 计算平均指标的基本前提是什么?
3. 什么是权数? 在计算平均数中权数采用的标志值次数是否相同? 如果各组标志值次数等比例变化,权数的影响是否变化?
4. 试述在平均指标分析中为什么要运用分组法。
5. 某医院 2010 年门诊医疗费用如下表:

时间	门诊人次数	总费用(万元)	时间	门诊人次数	总费用(万元)
一季度	5 117	148.03	三季度	5 520	166.25
二季度	4 592	136.52	四季度	5 986	175.78

根据上述资料计算:
(1) 各季度的门诊人均费用(元)。
(2) 该医院全年门诊人均费用(元),并对计算方法加以说明。

第四节　动　态　数　列

一、动态数列的概念和作用

动态数列是一系列按时间顺序排列起来的统计指标(包括绝对数、相对数或平均数),用以说明事物在时间上的变化和发展趋势,也称时间数列。

动态数列具有以下的作用:

(1) 通过动态数列的编制和分析,可以从事物在不同时间上的量变过程中,认识现象发展变化的方向、程度、趋势和规律,为制定政策、编制计划提供依据。

(2) 通过对动态数列资料的研究,可以对某些现象进行预测。

(3) 利用不同的动态数列对比,可以揭示各种现象的不同发展方向、发展规律及其相互之间的变化关系。

(4) 利用动态数列,可以在不同地区或国家之间进行对比分析。

二、动态数列的种类

动态数列可以是总量指标构成的,称为总量指标动态数列,如医院各年的门诊人次数、出院人数等;也可以是相对指标构成的,称为相对指标动态数列,如各年的治愈率、诊断符合率等;还可以是平均指标构成的,称为平均指标动态数列,如各年的平均住院日、出院病人平均医疗费用等。在动态数列中,总量指标动态数列是最基本的,相对指标和平均指标动态数列则是由总量指标动态数列所派生的。

表6-6是某医院2008~2010年的动态数列资料。

表6-6　某医院2010年部分指标与2009年、2008年同期比较

序号	指标	2008年	2009年	2010年
1	出院人数(人)	27 610	28 809	30 182
2	手术人数(人)	8 601	9 464	10 472
3	平均住院日(天)	12.26	11.34	10.54
4	病床周转次数(次)	16.03	17.47	18.78
5	病床使用率(%)	103.42	101.98	102.36

表6-6中第1、2行数字反映该医院3年来出院人数和手术人数上升的情况,是总量指标动态数列;第3、4行数字反映该医院的病床工作效率,是平均指标动态数列;第5行数字表明该医院病床使用率的变化,是相对指标动态数列。

总量指标动态数列按照指标性质的不同,分成时期动态数列和时点动态数列两种。时期动态数列简称时期数列;时点动态数列简称时点数列。凡数列的指标是反映某种现象在一段时期内的总量,如上表的这类数字组成的动态数列,称为时期数列。凡数列的指标是反映现象

在某一时点(时刻)所处的水平,如人口数等是指某一时点上的数字,这类数字组成的动态数列称为时点数列。医院统计主要是分析时期数列。

三、动态数列的编制原则

编制动态数列的基本原则就是要使数列各项指标具有可比性。具体体现在以下几方面。

1. **时间长短应该相等**　在时期数列中由于各指标数值大小与时间长短有直接关系,因此各指标所属时间不等就难以进行比较。但也不能绝对化,有时为了特殊的研究目的,也可将不等的指标编成时期数列,见表6-7。

表6-7　某医院各时期的出院人数

年份	1980～1994	1995～2004	2005～2009
出院人数	22 998	31 769	32 006

表6-7资料显示,1995～2004年10年间的出院人数超过了1980～1994年15年间的出院人数;2005～2009年5年间的出院人数更是超过了以往各个时期。自1995年卫生部要求各级公立医疗机构要"优化医疗服务,缩短平均住院日,为患者提供优质、高效的医疗服务"以来,各级公立医院的平均住院日逐年缩短,加快了病床周转次数,使出院人数不断上升,提高了社会效益和经济效益。

2. **总体范围应该一致**　总体范围与指标数值有直接关系,如果总体范围有了变化,则指标数值须经过调整,使前后时间的数值能够进行比较。

3. **指标经济内容应该相同**　不能就数量论数量,要对所要研究的经济内容进行质的分析,不同质的指标不能编制动态数列。

4. **指标计算方法、计算单位应该一致**　指标的计算方法也称为计算口径,只有统一了计算口径,才能在指标的对比中正确反映实际情况。

四、动态分析指标

医院统计常用的动态分析指标主要有发展速度指标和平均速度指标两类。

1. **发展速度指标**　发展速度是表明现象发展变化的程度。反映医院发展变化的指标有增长量、增长速度等。

增长量是把不同时期的数量加以比较,求得增长水平的绝对变动指标。它反映了现象在一定时期内增长(或减少)的绝对量。计算公式如下:

$$增长量 = a_1 - a_0$$

公式中:a_0表示基期;a_1表示报告期。

由于选择基期的不同,增长量又分为环比增长量和累计增长量两种。以门诊人次数为例,环比增长量是报告期门诊人次数减去前一期门诊人次数的差额,说明门诊人次数逐年增加的数量;累计增长量是报告期门诊人次数和某一固定期门诊人次数(通常为最初门诊人次数)相减的差额,说明一定时期内的总增长量。计算公式如下:

$$环比增长量:a_1 - a_0, a_2 - a_1, \cdots a_n - a_{n-1}$$

$$累计增长量:a_1 - a_0, a_2 - a_0, \cdots a_n - a_0$$

增长速度是反映现象增长速度的相对指标,由增长量对比基期水平而得。计算公式如下:

$$增长速度 = a_1/a_0 - 1$$

同增长量一样,由于选择基期的不同,增长速度分环比增长速度与定基增长速度两种。环比增长速度是逐期增长量对前一期发展水平之比,表明现象逐期增长的速度;定基增长速度是从某一固定基期至报告期累计增长量对基期发展水平之比,表明现象在这一时期内增长的速度。计算公式如下:

环比增长速度:$a_1/a_0 - 1, a_2/a_1 - 1, \cdots a_n/a_{n-1} - 1$

定基增长速度:$a_1/a_0 - 1, a_2/a_0 - 1, \cdots a_n/a_0 - 1$

表6-8是某医院2005~2010年门诊人次数资料,计算增长量与增长速度。

表6-8 某医院2005~2010年门诊人次数资料

年份	门诊人次数	增长量(人次数)		增长速度(%)	
		环比	累计	环比	定基
2005	644 509	—	—	—	—
2006	650 077	5 568	5 568	0.86	0.86
2007	681 557	31 480	37 048	4.84	5.75
2008	766 996	85 439	122 487	12.54	19.00
2009	861 457	94 461	216 948	12.32	33.66
2010	964 775	103 318	320 266	11.99	49.69

2. 平均速度指标 平均速度指标是各个时期环比速度的平均数,说明现象在一个较长时期内发展的平均速度。平均速度指标有平均发展速度和平均增长速度,它们之间的关系为:平均发展速度-1=平均增长速度。平均发展速度表明现象逐期发展的平均速度,平均增长速度则是反映现象逐期递增的平均速度。平均发展速度计算公式如下:

$$\overline{X} = \sqrt[n]{x_1 \times x_2 \times x_3 \times \cdots \times x_n} = \sqrt[n]{\prod x}$$

公式中$\overline{X}$表示平均发展速度,x表示各时期环比发展速度,n表示环比发展速度的次数,$\prod$表示连乘的符号。

例如:某医院前3年急诊人次数的平均增长量为5%,后3年急诊人次数的平均增长量为6%,计算这些年的平均增长量是多少?

$$平均增长量 \overline{X} = \sqrt[n]{\prod x} = \sqrt[6]{(1.05)^3 \times (1.06)^3} - 1 = 5.5\%$$

当拥有了逐期环比发展速度资料,可以用此公式计算。如果只有最末水平和最初水平资料,则可以用以下计算公式:

$$\overline{X} = \sqrt[n]{\frac{a_1}{a_0} \times \frac{a_2}{a_1} \times \frac{a_3}{a_2} \times \cdots \times \frac{a_n}{a_{n-1}}} = \sqrt[n]{\frac{a_n}{a_0}}$$

以前述医院门诊人次数为例,计算2005~2010年平均每年门诊人次数上升速度:

$$平均发展速度 \overline{X} = \sqrt[n]{\frac{a_n}{a_0}} = \sqrt[5]{\frac{964\ 775}{644\ 509}} = 108.4\%$$

$$平均增长速度 = 108.4\% - 100\% = 8.4\%$$

即门诊人次数平均每年递增8.4%

五、季节变动分析

季节变动是由于季节更换对现象所引起的变化。研究它在于克服其对生活和工作所导致的某些不良影响,以便更好地组织医疗力量和安排好医疗工作。

测定季节变动最常用最简便的方法,是计算各月的水平对全年各月平均水平的季节比率。但是为了较正确地观察季节变动情况,测定这种变动,一般都需要连续3年以上的发展水平资料加以平均分析。表6-9是某医院2008~2010年的门诊量、月平均水平和季节比率资料。

表6-9 某医院2008~2010年门诊量、月平均数、季节比率资料(人次数)

月份	2008年	2009年	2010年	月平均数	季节比率(%)
1	49 963	43 089	59 286	50 779	89.00
2	41 190	50 411	46 921	46 174	80.93
3	57 648	63 542	70 256	63 815	111.84
4	51 622	54 504	55 147	53 758	94.22
5	53 480	51 741	56 781	54 001	94.64
6	49 615	59 149	61 475	56 746	99.45
7	55 451	63 089	66 026	61 522	107.82
8	49 989	59 865	60 974	56 943	99.80
9	53 750	64 574	66 580	61 635	108.02
10	56 877	51 854	55 894	54 875	96.18
11	57 374	64 381	67 121	62 959	110.34
12	60 118	65 142	59 184	61 481	107.75
全年平均	53 090	57 612	60 470	57 057	100.00

表6-9计算门诊量的各月份季节比率是按照如下三个步骤进行的。首先计算3年间月份的平均数量,如1月平均门诊量为(49 963+43 089+59 286)/3=50 779人次,2月为(41 190+50 411+46 921)/3=46 174人次,以下依次计算。第二步,求出3年间总平均的月门诊量,它可以是多年的月平均门诊量的平均数,也可以是3年内各月平均门诊量的平均数,其结果为57 057人次。最后,把各月平均门诊量与总平均月门诊量对比,来确定季节比率,如1月季节比率为50 779/57 057=89.00%,2月为46 174/57 057=80.93%,以下依次计算。这样,各月份季节比率所组成的数列清楚表明了门诊量季节性变动趋势,2月春节期间门诊量与其他月份相比较少,3月是上海全年医保结算周期最后一个月,故门诊量大幅度上升。第二季度门诊量较为平缓。第三季度是夏季,梅雨过后气温快速上升,季节交替使人一时难以适应而病人增多。7月门诊量明显上升。8月虽然还是炎热季节,但已进入立秋节气,早晚较凉快且气温比较稳定,故门诊人次数相对较少。9月是夏秋交替季节,气温上下波动较大,使门诊人次数上升。10月国庆期间门诊停诊,门诊量下降。11月起天气逐渐转凉,门诊量逐渐上升(以上只是对门诊量的变动作了初步的分析。各单位的情况不尽相同,应根据各自的实际情况进行深入细致的分析,掌握门诊量变动的规律,有利于门诊管理)。

本章第四节思考与练习

1. 简述动态数列的意义、作用,以及编制动态数列的原则。

2. 什么是时间数列？按指标的形式不同，动态数列有哪几种？如何区分时期数列与时点数列？医院统计主要运用哪种分析方法？
3. 什么是增长量、增长速度？如何区分？
4. 什么是平均速度指标？它有哪些类型？它们是怎样的关系？
5. 某医院2005~2010年出院人数资料见下表：

年份	2005	2006	2007	2008	2009	2010
出院人数	5 413	5 538	5 647	5 687	5 769	5 866

试根据上述资料计算：该医院2005~2010年出院人数的环比增长量、累计增长量、环比增长速度、定基增长速度、平均发展速度和平均增长速度。

6. 某医院5年中每年的门诊人次数的增长量依次为6%、5%、6%、7%、8%，求这5年的平均增长量。
7. 某医院前5年门诊人次数的平均增长量为8%，后5年门诊人次数的平均增长量为10%，求这10年的平均增长量。
8. 为什么要进行季节变动分析？测定季节变动需要怎样的资料？
9. 某医院2008~2010年急诊人次数资料见下表（单位：人次）：

月份	1月	2月	3月	4月	5月	6月
2008年	6 757	6 118	5 791	5 644	6 159	5 988
2009年	6 424	6 451	7 901	6 731	7 060	6 405
2010年	7 801	6 219	7 481	7 638	8 242	7 241

月份	7月	8月	9月	10月	11月	12月
2008年	6 952	7 224	6 471	6 911	6 766	6 625
2009年	7 150	7 279	7 522	7 438	6 664	7 132
2010年	8 074	7 335	8 743	8 006	6 828	7 677

试根据上述资料计算：月平均数、季节比率、年度平均数及季节比率，并进行分析。

第五节　统 计 指 数

一、统计指数的概念和作用

指数可以分为广义和狭义两种。从广义上说，凡是能说明现象变动的相对数都是指数。例如，计划完成相对数、动态相对数、比较相对数等都可以称为指数。从狭义上说，指数是用来表明不能直接相加和不能直接对比的现象在不同时期的变动程度。例如，生活中每天都要接触到许多商品的价格，而这些价格有的上涨，有的下跌，就需要计算价格指数来反映这些商品价格的变动程度；同样，医院就诊病人的医疗费用也各不相同，指数法原理也能分析医疗费用的变动程度。

指数的主要作用归纳为以下三个方面：

(1) 反映复杂的社会经济现象总体的综合变动程度;
(2) 分析社会经济现象总变动中各个因素的影响;
(3) 对多指标复杂社会经济现象进行综合测评。

二、指数的种类

从不同的角度对指数进行分类,基本有以下三种。

1. **按指数所反映的对象不同** 分为个体指数和总指数。

个体指数是说明个别现象变动的相对数,如某病种的数量指数、某病种的人均费用指数。

总指数是说明总体范围内某种现象变动的相对数,如某医院的出院人数指数、出院病人人均费用指数等。

2. **按指数表明的现象性质不同** 分为数量指标指数和质量指标指数。

数量指标指数是反映数量指标变动程度的相对数,如入院人数指数、出院人数指数等。

质量指标指数是反映质量指标变动的相对数,如人均费用指数、人均医疗成本指数等。

3. **按指数采用的基期不同** 分为定基指数和环比指数。

在指数数列中,如果各个指数采用某一固定时期为基期,这种指数称为定基指数;如果各个指数都以上一期为基期,则称为环比指数。指数数列也是时间数列,定基指数和环比指数也就是经济变量的定基发展速度和环比发展速度,通常可结合应用,以反映现象变化的特点和趋势。

三、综合指数

统计研究的对象是总体。因此,从研究对象的范围来看,编制指数主要是指总指数,综合指数是总指数的基本形式。它是将不可同度量的诸变量通过另一个有关的称为同度量因素的变量而转换成可以相加的总量指标,然后以总量指标对比所得到的相对数来说明复杂现象量的综合变动。其主要特点是先综合而后对比。所谓同度量因素是指若干由于度量单位不同不能直接相加的指标,过渡到可以加总和比较而使用的媒介因素,它能起到权数的作用。下面分别按数量指标指数和质量指标指数阐明编制的具体方法。

1. **数量指标的综合指数**

例如:某医院眼科三个病种基期和报告期的手术人数与人均费用资料如表6-10。

表6-10 某医院眼科部分病种手术人数、医疗费用资料

病种	手术人数		人均费用(元)		医疗总费用(万元)			
	基期 q_0	报告期 q_1	基期 p_0	报告期 p_1	基期 $q_0 p_0$	报告期 $q_1 p_1$	按基期费用计算的报告期总费用 $q_1 p_0$	按报告期费用计算的基期总费用 $q_0 p_1$
白内障	260	312	6 310	6 427	164.1	200.5	196.9	167.1
青光眼	78	96	6 138	5 860	47.9	56.3	58.9	45.7
视网膜剥离	102	120	8 113	8 863	82.8	106.4	97.4	90.4
合计					294.8	363.2	353.2	303.2

三个病种的手术人数均有所上升,它们各自的上升变动可用个体指数表示。以 k_q 表示个体数量指数,q_1 和 q_0 分别表示报告期和基期的手术人数,则计算公式如下:

$$个体数量指数\ k_q = \frac{q_1}{q_0}$$

三个病种的个体数量指数分别为：

$$白内障\ k_q = \frac{q_1}{q_0} = \frac{312}{260} = 120\%$$

$$青光眼\ k_q = \frac{q_1}{q_0} = \frac{96}{78} = 123.08\%$$

$$视网膜剥离\ k_q = \frac{q_1}{q_0} = \frac{120}{102} = 117.65\%$$

为了概括说明三个病种的手术人数总变动情况，就要计算手术人数总指数。由于这三个病种的诊疗方法不一样，因此不能直接相加取得两个时期的手术总人数。但是从人均费用来衡量，它们都是同质的，只有量的差别，可以直接相加。如果将各病种的手术人数分别乘上它们的人均费用，成为总费用，这就使各病种由不同的情况转化为同质异量的医疗总费用。计算公式如下：

$$手术人数 \times 人均费用 = 医疗总费用$$
$$q \times p = qp$$

各病种的费用相加便得到医疗总费用（$\sum qp$）。这里要说明其变动程度的变量是手术人数，故称为指数化因素；而医疗费用只起中介的作用，故称为同度量因素。为了说明手术人数的变动，用总费用进行对比时，就必须把费用固定下来，由此得到综合的数量指数。这里用$\overline{k_q}$表示数量综合指数，其计算公式为：

$$(a)\ \overline{k_q} = \frac{\sum q_1 p_0}{\sum q_0 p_0};\quad (b)\ \overline{k_q} = \frac{\sum q_1 p_1}{\sum q_0 p_1}$$

（a）式是以基期费用为同度量因素的数量指数；（b）式是以报告期费用为同度量因素的数量指数。

上例资料按（a）式计算则：

$$\overline{k_q} = \frac{\sum q_1 p_0}{\sum q_0 p_0} = \frac{353.2}{294.8} = 119.81\%$$

计算结果表明，三个病种的手术人数报告期比基期总的上升或平均上升19.81%，其上升幅度介于三个病种手术人数的个体指数之间。公式中的分子和分母是三个病种的总费用，其差为：

$$\sum q_1 p_0 - \sum q_0 p_0 = 353.2 - 294.8 = 58.4(万元)$$

说明由于三个病种手术人数平均上升19.81%，而使医疗总费用增加58.4万元。它是假定医疗费用不变的前提下纯粹由于手术人数变动而带来的结果，其经济意义是很明确的。

上例资料如果按（b）式计算则：

$$\overline{k_q} = \frac{\sum q_1 p_1}{\sum q_0 p_1} = \frac{363.2}{303.2} = 119.79\%$$

$$\sum q_1 p_1 - \sum q_0 p_1 = 363.2 - 303.2 = 60(万元)$$

上述两式的计算结果由于采用了不同时期的同度量因素而各不相同,从理论上讲都有一定的经济意义。在实际应用中一般来讲,研究数量指标时,将同度量因素固定在基期质量指标上,这样计算结果能单纯反映数量的变动程度。因此,实际工作中通常采用(a)式来测定数量的综合变动。

2. 质量指标的综合指数　医疗费用属于质量指标。医疗费用指数是最常见的质量指标指数。根据上例的资料,可以分别计算三个病种的个体费用指数来说明它们各自的人均费用变动情况。以 k_p 表示个体费用指数,p_1 和 p_0 分别表示基期和报告期人均费用,则计算公式如下:

$$个体费用指数\ k_p = \frac{p_1}{p_0}$$

三个病种的个体费用指数为:

$$白内障\ k_p = \frac{p_1}{p_0} = \frac{6\ 427}{6\ 310} = 101.85\%$$

$$青光眼\ k_p = \frac{p_1}{p_0} = \frac{5\ 860}{6\ 138} = 95.47\%$$

$$视网膜剥离\ k_p = \frac{p_1}{p_0} = \frac{8\ 863}{8\ 113} = 109.24\%$$

为了说明三个病种医疗费用的变动情况,就要编制价格总指数。不同病种的人均费用虽然都以货币单位计量,似乎可以直接相加,但由于这三个病种的病情和治疗方法不同,它们的人均费用相加也是无意义的。因此,也要通过同度量因素使之转化为可以相加的医疗费用指标。即:

$$人均费用 \times 手术人数 = 医疗总费用$$
$$p \times q = pq$$

这里同度量因素是手术人数,并且要使同度量因素固定在某一时期,才能通过医疗总费用的对比说明人均费用的变动。类似数量综合指数,用 $\overline{k_p}$ 表示医疗费用综合指数,计算公式如下:

$$(a)\ \overline{k_p} = \frac{\sum p_1 q_1}{\sum p_0 q_1};\quad (b)\ \overline{k_p} = \frac{\sum p_1 q_0}{\sum p_0 q_0}$$

(a)式是以报告期手术人数为同度量因素的医疗费用综合指数;(b)式是以基期手术人数为同度量因素的医疗费用综合指数。上例资料按(a)式计算:

$$\overline{k_p} = \frac{\sum p_1 q_1}{\sum p_0 q_1} = \frac{363.2}{353.2} = 102.83\%$$

医疗费用综合指数为102.83%,说明三个病种医疗费用总的上升或平均上升2.83%,其上升幅度介于三个病种个体医疗费用指数之间。分子分母之差为:

$$\sum p_1 q_1 - \sum p_0 q_1 = 363.2 - 353.2 = 10(万元)$$

说明由于三个病种的医疗费用平均上升2.83%而使医疗总费用上升10万元。上例资料如果按(b)式计算：

$$\overline{k_p} = \frac{\sum p_1 q_0}{\sum p_0 q_0} = \frac{303.2}{294.8} = 102.85\%$$

$$\sum p_1 q_0 - \sum p_0 q_0 = 303.2 - 294.8 = 8.4(万元)$$

说明由于报告期医疗费用的上升可使过去时期医疗总费用上升了多少，这显然是没有现实意义的。一般来讲，编制质量指标综合指数，要把作为同度量因素的数量指标固定在报告期数量指标上。

四、指数的因素分析

统计依据现象的因素联系来编制综合指数，同时也依据现象因素联系的关系编制出具有相互关系的若干指数组成指数体系。亦即若干个指数由于数量上的联系而形成一个整体，称为指数体系。例如：

医疗总费用 = 出院人数 × 人均费用

如果按指数形式表现时，乘积关系仍然成立，即：

医疗总费用指数 = 出院人数指数 × 人均费用指数

这里表明了总量指标指数是由数量指标指数和质量指标指数这两个因素组成的。这些相互关联的指数体系，在数学上表现为相乘关系，它反映着客观现象的固有联系。因此，利用指数体系来分析现象因素的变动关系，分析现象总变动中的各个因素作用的方向和程度，从而探寻现象变动的具体原因，见表6-11。

表6-11　某医院各类出院病人药费报告期与基期比较

类别	出院人数		人均药费(元)		总药费(万元)		
	q_0	q_1	p_0	p_1	$q_0 p_0$	$q_1 p_1$	$q_1 p_0$
医保	9 215	9 368	5 731	5 347	5 281.1	5 009.1	5 368.8
自费	3 850	3 735	5 538	5 410	2 132.1	2 020.6	2 068.4
特需	1 990	2 086	5 869	6 060	1 167.9	1 264.1	1 224.3
合计					8 581.2	8 293.8	8 661.5

表6-11中报告期总的药费为8 293.8万元，基期总的药费为8 581.2万元，报告期对基期变动以总的药费指数表示，即：

$$\frac{\sum q_1 p_1}{\sum q_0 p_0} = \frac{8\ 293.8}{8\ 581.2} = 96.65\%$$

报告期的药费比基期下降了3.35%(100%-96.65%)。药费减少287.4(8 293.8-8 581.2)万元。根据表6-11资料，可依据下列指数体系来分析药费减少的影响因素：

药费总指数 = 出院人数指数 × 人均药费指数

代入表 6-11 中有关资料计算：

$$\frac{\sum q_1 p_1}{\sum q_0 p_0} = \frac{\sum q_1 p_0}{\sum q_0 p_0} \times \frac{\sum q_1 p_1}{\sum q_1 p_0}$$

$$\frac{8\,293.8}{8\,581.2} = \frac{8\,661.5}{8\,581.2} \times \frac{8\,293.8}{8\,661.5}$$

$$96.65\% = 100.94\% \times 95.75\%$$

也即该医院报告期药费比基期下降 3.35%，是由于人均药费下降了 4.25%，虽然出院人数上升了 0.94%，但上升的幅度很小，对药费变动的影响不大。各项分子分母之差为：

$$8\,293.8 - 8\,581.2 = (8\,661.5 - 8\,581.2) + (8\,293.8 - 8\,661.5)$$

$$即：-287.4 = 80.3 + (-367.7)$$

说明药费减少 287.4 万元是由于出院人数上升 0.94% 增加了 80.3 万元，以及由于人均药费下降 4.25% 减少了 367.7 万元，这两个因素共同的结果。

本章第五节思考与练习

1. 试述指数的概念和作用。
2. 指数有哪些种类？什么是总指数？什么是综合指数？两者关系如何？
3. 什么是同度量因素？编制综合指数怎样确定同度量因素？
4. 什么是指数体系？
5. 总量指标指数是由哪些因素组成的？
6. 某医院神经外科部分病种手术人数、人均费用资料见下表：

病种	手术人数		人均费用（万元）	
	2009 年	2010 年	2009 年	2010
脑动脉瘤	83	77	8.255	10.643
脑血管畸形	54	47	4.246	2.983
脑恶性肿瘤	64	79	2.731	4.407

试根据上述资料计算：
(1) 各病种的个体数量指数、数量综合指数；
(2) 各病种的个体费用指数、费用综合指数；
(3) 医疗费用总指数，并分析 3 个指数间的经济联系（从绝对数和相对数进行分析）。

第六节 相 关 分 析

研究客观事物的相互关系，既要做定性分析，也要做定量分析，测定它们联系的紧密程度，揭示其变化的具体形式和规律性。相关和回归分析便是这种定量分析的重要统计方法，在自然科学、工程技术和社会经济领域都得到广泛应用。特别是在计量经济的研究中,相关和回归的统计方法已经成为构造各种经济模型,进行结构分析、政策评价、预测和控制的重要工具。

一、相关关系的概念

在自然界和社会中,如果用变量来代表不同的事物,则变量与变量之间有着各种各样的关系,概括起来可以分为两类:一类是确定性关系,也称为函数关系;另一类是非确定性关系,也称为相关关系。

相关关系是指变量之间的不确定的相互依存关系。它同通常的函数关系不同,函数关系是指变量之间确定的依存关系,当给定一个自变量数值时便有一个相应的因变量数值。如圆的半径与面积的关系、出租车费用与里程的关系等。相关关系则不同,对应于一个变量的某个数值,另一个变量可能有几个甚至许多个数值。如人的身高和体重,一般地说,身高者体重也大;但是,具有同一身高的人体重却有差异。类似地,在医院管理中,医院追加一定的固定资产投资实际能吸引多少病人是不确定的,这是因为影响病人来源的因素中,除了固定资产投资之外,还有职工素质,医院经营管理水平、医疗技术水平、环境因素等,这些因素都在不同方向和不同程度上影响病人来源。相关分析就是对变量之间相关关系的分析,其任务是对变量之间是否存在必然的联系、联系的形式、变动的方向作出符合实际的判断,并测定它们联系的密切程度,检验其有效性。

二、相关关系的种类

由于客观事物的联系和变化复杂多样,变量之间的相关关系也有多种形式。

1. **按研究变量的多少分** 有一元相关(也称单相关)和多元相关(也称复相关)。两个变量的相关关系称为一元相关,如医院门诊开放时间长短与门诊量的关系等。三个和三个以上变量的相关关系称为多元相关,如自费贵重药品的销售量、价格和病人及家庭成员收入之间的相关关系等。

2. **按变量之间依存关系的形式分** 有线性相关(也称直线相关)和非线性相关(也称曲线相关)。当一个变量每增(减)一个单位,另一个相关变量按一个大致固定的增(减)量变化时称为线性相关;反之,相关变量不按固定增(减)量变化时,则为非线性相关。如病人在接受合理的治疗,身体逐渐恢复,其治疗与疗效一般呈线性相关;但如果用药过度出现不良后果,则会出现非线性关系。

3. **按变量变化的方向分** 有正相关和负相关。相关的变量按同一方向变化,即一个变量由小到大或由大到小变化时,相关变量随之由小到大或由大到小变化,为正相关;相关变量按反方向变化,即一个变量由小到大变化,而另一个变量却由大到小变化,为负相关。如医院就诊病人增加,工作量也增加,就诊病人减少,工作量也减少,就是正相关;而就诊病人增加,病人的人均医疗费用下降,就属于负相关。

4. **按变量之间关系的密切程度划分** 有完全相关、不完全相关和不相关。当变量之间的依存关系密切到近乎函数关系时,称为完全相关;当变量之间不存在依存关系时,就称为不相关或零相关;大多数相关关系介于其间,称为不完全相关。

将两个相关变量的取值在平面坐标图上标示出来,在统计上称为散点图,可以直观地显示出它们相关的形式。见图6-1。

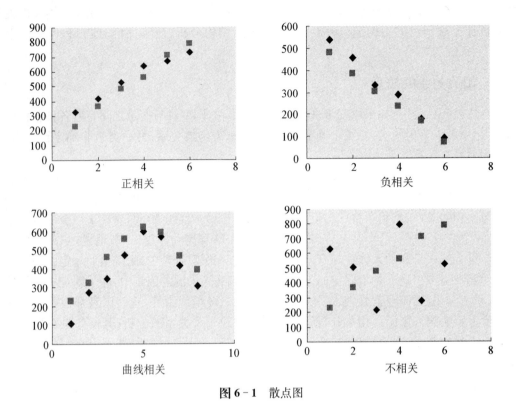

图 6-1 散点图

三、相关系数

测量变量之间相关关系的方法称为相关分析。在统计上是以相关系数作为反映变量之间相关关系的综合分析指标,用 r 表示相关系数。

1. 相关系数具有下列两个优点

(1) 它是一个系数,不受变量值水平和计量单位的影响,便于在不同资料之间对相关程度进行比较。

(2) 相关系数 r 的数值有一定范围,即 $|r| \leqslant 1$。当 $|r| = 1$ 时,表示 X 与 Y 变量为完全线性相关,也即为确定的函数关系;$|r| = 0$ 时,表示两变量不存在线性关系;当 $0 < |r| < 1$ 时,表示两变量存在不同程度的线性关系。由此,可以确定一个对相关程度评价的标准。通常认为:

$0 < |r| \leqslant 0.3$ 为微弱相关;

$0.3 < |r| \leqslant 0.5$ 为低度相关;

$0.5 < |r| \leqslant 0.8$ 为显著相关;

$0.8 < |r| < 1$ 为高度相关。

2. 相关系数的计算

计算公式:

$$r = \frac{n\sum XY - \sum X \sum Y}{\sqrt{n\sum X^2 - (\sum X)^2} \sqrt{n\sum Y^2 - (\sum Y)^2}}$$

见表 6-12：

表 6-12 某医院出院人数与病床周转次数资料

月份	1月	2月	3月	4月	5月	6月	7月
出院人数(人)X	537	556	530	586	580	606	618
病床周转次数(次)Y	1.79	1.83	1.77	1.91	1.89	1.99	2.01

将上述资料整理成相关系数计算表，见表 6-13：

表 6-13 相关系数计算表

月份	出院人数 X	病床周转次数 Y	X^2	Y^2	XY
1月	537	1.79	288 369	3.20	961
2月	556	1.83	309 136	3.35	1 017
3月	530	1.77	280 900	3.13	938
4月	586	1.91	343 396	3.65	1 119
5月	580	1.89	336 400	3.57	1 096
6月	606	1.99	367 236	3.96	1 206
7月	618	2.01	381 924	4.04	1 242
合计	4 013	13.19	2 307 361	24.91	7 580

将表 6-13 数据代入公式计算：

$$r = \frac{n\sum XY - \sum X \sum Y}{\sqrt{n\sum X^2 - (\sum X)^2}\sqrt{n\sum Y^2 - (\sum Y)^2}}$$

$$= \frac{7 \times 7\,580 - 4\,013 \times 13.19}{\sqrt{7 \times 2\,307\,361 - (4\,013)^2}\sqrt{7 \times 24.91 - (13.19)^2}}$$

$$= \frac{53\,060 - 52\,931}{\sqrt{47\,358 \times 0.393\,9}} = 0.944\,5$$

计算结果表明，病床周转次数与出院人数之间呈高度正相关。即病床周转次数越快，出院人数就越多。

本章第六节思考与练习

1. 什么是相关关系？其与函数关系有何区别？
2. 相关关系有哪些种类？
3. 相关分析的主要任务是什么？
4. 什么是相关系数？相关系数有怎样的数值范围？
5. 试述相关程度评价的标准。
6. 某医院 2010 年上半年病床周转次数和平均住院日资料，见下表：

月份	1月	2月	3月	4月	5月	6月
平均住院日	9.74	9.42	8.99	8.75	8.57	8.73
病床周转次数	2.66	3.07	3.66	3.73	3.64	3.71

试根据上述资料,判断平均住院日与病床周转次数之间是否存在相关关系,是何种相关关系? 其关系程度如何?

第七节 一元线性回归分析

回归(Regression)分析是研究既具有相关关系又具有因果关系的现象之间的一种统计分析方法。回归分析在经济、管理、工程技术、科学研究等领域有广泛的应用价值。

一、回归分析概述

回归分析和相关分析具有密切的联系,它们都是对客观事物数量依存关系的分析,在理论基础和方法上具有一致性。一般只有当变量存在相关关系,才能进行回归分析。相关程度越高,回归测定的结果也越有效。相关系数也是判定回归效果的一个重要依据。相关系数与回归方程的回归系数可以相互换算,而多元相关和非线性相关的相关系数必须利用回归模型才能得到。回归分析和相关分析在变量的地位、数据分析的作用等方面有区别,见表6-14。

表6-14 回归分析与相关分析的主要区别

回归分析	相关分析
(1) 变量 x 为自变量,处于解释地位;变量 y 为因变量,处在被解释的特殊地位	(1) 变量 x 与变量 y 处于平等的地位
(2) 因变量 y 是随机变量,自变量 x 是确定性变量	(2) 所涉及的变量 x 与 y 都是随机变量
(3) 不仅可揭示 x 对变量 y 的影响大小,还可以应用回归方程进行预测与控制	(3) 主要刻画两个变量之间线性相关的密切程度

回归分析根据实际资料建立的回归模型也有多种形式。按自变量的多少,可以分为一元回归模型和多元回归模型;按变量之间的具体变动形式,可以分为线性回归模型和非线性回归模型。把这两种分类标志结合起来,就有一元线性回归模型和一元非线性回归模型;多元线性回归模型和多元非线性回归模型。其中,一元线性回归模型是最基本的回归模型。

二、一元线性回归模型

一元线性回归模型是用于分析一个自变量(X)与一个因变量(Y)之间线性关系的数学方程。其一般形式为:

$$\hat{Y} = a + bX$$

这个方程在平面坐标系中表现为一条直线,回归分析中称为回归直线。其中:X 是自变量,$\hat{Y}$ 是因变量 Y 的估计值,也称理论值。它是根据回归模型和给定的自变量 X 值计算得到的结果。

a 和 b 统称为回归模型的参数。a 是回归直线的截距,即 $X=0$ 时的 $\hat{Y}$ 值;b 是回归直线的斜率,也称回归系数,表示自变量每变化一个单位时 $\hat{Y}$ 的增量,它的符号同相关系数 r 的符号是一致的。当 $b>0$ 时,表示 X 每增加一个单位时 $\hat{Y}$ 的增加量,X 与 $\hat{Y}$ 同方向变动;当 $b<0$ 时,表示 X 每增加一个单位时 $\hat{Y}$ 的减少量,X 与 $\hat{Y}$ 反方向变动;当 $b=0$ 时,表示自变量 X 与因变量 $\hat{Y}$ 之间不存在线性关系。无论 X 取何值,$\hat{Y}$ 为一常数。

参数 a 和 b 的数值通常用最小二乘法(最小平方法)来确定。根据最小二乘法,求得下列标准方程式组:

$$\sum Y = na + b\sum X$$
$$\sum XY = a\sum X + b\sum X^2$$

然后解标准方程,便可求得 a、b 两个参数:

$$a = \frac{\sum Y}{n} - b\frac{\sum X}{n}$$

$$b = \frac{n\sum XY - \sum X\sum Y}{n\sum X^2 - (\sum X)^2}$$

表 6-15 是以某医院部分科室 2003~2010 年出院人数和重危病人抢救人数的资料为例,拟合回归模型,说明一元线性回归的分析方法。

表 6-15 某医院 2003~2010 年出院人数和重危病人抢救人数

年份	2003	2004	2005	2006	2007	2008	2009	2010
出院人数 X	941	976	1 332	1 251	1 348	1 494	1 559	1 684
重危病人抢救人数 Y	59	53	51	43	87	144	138	128

将上述资料整理成相关系数计算表,见表 6-16。

表 6-16 相关系数计算表

年份	出院人数 X	重危病人抢救人数 Y	X^2	Y^2	XY
2003	941	59	885 481	3 481	55 519
2004	976	53	952 576	2 809	51 728
2005	1 332	51	1 774 224	2 601	67 932
2006	1 251	43	1 565 001	1 849	53 793
2007	1 348	87	1 817 104	7 569	117 276
2008	1 494	144	2 232 036	20 736	215 136
2009	1 559	138	2 430 481	19 044	215 142
2010	1 684	128	2 835 856	16 384	215 552
合计	10 585	703	14 492 759	74 473	992 078

将有关数据代入相关系数计算公式,则:

$$r = \frac{n\sum XY - \sum X \sum Y}{\sqrt{n\sum X^2 - (\sum X)^2}\sqrt{n\sum Y^2 - (\sum Y)^2}}$$

$$= \frac{8 \times 992\,078 - 10\,585 \times 703}{\sqrt{8 \times 14\,492\,759 - (10\,585)^2}\sqrt{8 \times 74\,473 - (703)^2}}$$

$$= 0.787$$

计算结果表明,出院人数和重危病人抢救人数之间存在显著正相关。即出院人数上升,重危病人抢救人数也随之增加。下面把出院人数作为自变量,重危病人抢救人数作为因变量,建立一元线性回归模型,即:

$$\hat{Y} = a + bX$$

根据上表数据,运用最小二乘法(最小平方法)求解参数 a、b:

$$b = \frac{n\sum XY - \sum X \sum Y}{n\sum X^2 - (\sum X)^2} = \frac{8 \times 992\,078 - 10\,585 \times 703}{8 \times 14\,492\,759 - (10\,585)^2} = 0.127$$

$$a = \frac{\sum Y}{n} - b\frac{\sum X}{n} = \frac{703}{8} - 0.127 \times \frac{10\,585}{8} = -80$$

得到 $\hat{Y} = -80 + 0.127X$

回归系数 b 表明,出院病人每增加 1 人,重危病人抢救人数约平均增加 0.127 人。如果增加 1 000 个出院病人,由此推算的重危病人抢救人数约为:

$$\hat{Y} = -80 + 0.127 \times 1\,000 = 47(人)$$

即重危病人抢救人数也将增加 47 人。

本章第七节思考与练习

1. 什么是回归分析?试述相关分析和回归分析的联系与区别。
2. 根据实际资料建立的回归模型,回归分析有哪些形式?
3. 试述一元线性回归模型 $\hat{Y} = a + bX$ 的性质和参数 a、b 的意义。
4. 回归系数 b 和相关系数 r 有何联系与区别?
5. 某医院内科 2010 年 1~7 月门诊人次数和急诊人次数资料见下表。

月份	1月	2月	3月	4月	5月	6月	7月
门诊人次数	954	792	1 115	1 019	1 052	979	1 092
急诊人次数	107	107	131	112	117	106	119

试根据上述资料:判断门诊人次数与急诊人次数之间是否存在相关关系,是何种相关关系?其关系程度如何?拟合适当的回归模型。如果门诊量每增加 500 人次数,急诊人次数会增加多少?

第八节 统计估算和预测

一、估算和预测的意义

统计研究客观现象的数量表现,是以实际调查统计信息为基础的。但由于客观现象的复杂性,不可能也不必要都直接进行统计调查。这就需要运用统计方法进行科学的估算和预测,以完整地反映客观现象的多种数量关系。

医院统计的另一个重要方面还要解决对现象发展变化进行有科学根据的估算和预测。科学的统计估算和预测,就是以实际统计调查资料为基础,根据事物的联系及其发展规律,间接地推算和预计有关现象的数量关系和变化前景。科学的估算和预测既是统计搜集取得资料的方法,又是分析研究问题的方法,它是整个统计研究方法体系中的一个组成部分。从实际调查和科学估计的关系来看,估算和预测是建立在实际调查资料的基础上,同时科学的估计方法又会使实际调查资料发挥更大的作用,说明更多的问题。所以两者是相互依赖、互为补充,而不是互相对立的。

二、统计估算

在医院统计工作中,比较常用的统计估算方法有以下几种。

1. **预计分析法** 预计分析法是指根据已实现的指标水平和预测期的时间长度,来推算这一时期即将实现的指标的一种短期预测方法,主要用以对计划完成程度进行预计分析。

预计分析法的应用范围较广,这里着重讨论计划执行情况的预计分析。以年度门诊人次数计划完成情况的预计分析为例说明。当预计年度门诊人次数计划完成情况时,基本上已经掌握了第1~3季度的实际门诊人次数数据,所缺的只是第4季度或者是第4季度最后一两个月的资料。应该怎样进行预计?比较粗略的估计,可以把第1~3季度的实绩数加上第4季度或者是第4季度最后一两个月的计划数来确定,但这里没有考虑第4季度计划执行过程中可能产生的超差变化。因为制订计划一般是基于往年的情况,对于未来的年份可能还会有不确定的因素,因此要以当年第1~3季度的实绩数进行推算。

例如:某医院预计12月的门诊人次数,已完成该月上、中旬的工作。根据该月上、中旬实际工作日为15天,累计门诊量为35 040人次数,日均门诊量为2 336人次数,12月下旬的工作日为8天,则预计全月门诊量可达:

$$35\,040 + (2\,336 \times 8) = 52\,728(人次)$$

2. **比例推算法** 比例推算的一般方法是从某一时期实际资料中的一定比例关系来推算另一时期的有关资料。假定某医院2009年6月的出院病人总费用为492.34万元,其中药费为231.4万元,占出院病人总费用的47%,如果只有2010年6月出院病人的药费资料234.6万元,这时可以大略推算该月出院病人总费用为:

$$234.6/47\% = 499.15(万元)$$

在应用比例推算法时,要慎重审定用作推算依据的有关资料的同类性,也就是要考虑两个时期的医疗运行情况基本稳定,才能应用比例推算法。在某些场合,可以根据实际情况,经过周密的分析研究后作必要的订正调整。

三、趋势预测

趋势预测就是根据实际资料研究现象数量变化的规律,以便预测这些现象将来的发展趋势。

动态数列中,各期水平是由错综复杂的多因素所决定的,这些因素一般可以分为两种类型,一种是属于基本的因素,这些因素对于各个单位或各个科室起普遍的、长期的作用,而且它是沿着一个方向发生作用的。例如,要提高病床使用率,加快病床周转,其中加强医院管理、提高医疗质量等都属于基本的因素,它对所有单位或科室普遍发生作用,且作用的结果是使平均住院日逐渐缩短,工作效率不断提高。另一种是属于偶然的因素,这些因素只起局部的、个别的、临时的作用,且作用的大小和方向都是不定的。例如,受某些突发事件影响,这些作用是带有地区性的、时间性的,作用的结果有的是使病床爆满,有的又使病床使用率下降。当然这种因素分类也是相对的,从长期来看,这些偶然因素的个别影响将相互抵消,事物变化的总趋势是基本因素起作用的结果。因此,在变化纷繁的动态数列中隐存着一定的规律性。趋势预测的中心任务,就是从这些表面杂乱的资料中探讨它的规律性,作为预测未来的根据。

现象变化的规律性就其数量表现来说,总可以从其变化的增长量或增长速度显示出来。分析现象变化的特点,从动态数列中确定其数量增长的基本类型,再用合适的曲线把它变动的趋势加以描述,这样就能做到消除偶然因素的个别影响,呈现事物变化的规律性。所以趋势预测又可以更具体地归结为这样两个问题:如何判断现象发展变化的基本类型;如何根据已有的资料配合合适的曲线来显示现象变动的趋势。以下根据现象发展的不同类型,分别加以讨论。

(1) 如果现象的发展大体上是按每期以大致相同的增长量增减变化,则这种现象发展的基本趋势是直线型的,可以配合相应的直线来预测前景。直线方程为:

$$Y = a + bX$$

见表 6-17。

表 6-17 某医院连续 6 年病床使用率资料

年份(X)	病床使用率%(Y)	逐期上升	理论值($\hat{Y}$)
1	98.84	—	98.72
2	99.54	0.70	99.51
3	100.15	0.61	100.3
4	100.97	0.82	101.09
5	101.86	0.89	101.88
6	102.79	0.93	102.67

用半数平均法计算:

$$X_1 = \frac{1+2+3}{3} = 2 \qquad X_2 = \frac{4+5+6}{3} = 5$$

$$Y_1 = \frac{98.84+99.54+100.15}{3} = 99.51 \qquad Y_2 = \frac{100.97+101.86+102.79}{3} = 101.87$$

代入 $Y = a + bX$ 　　$99.51 = a + 2b$ 　　　　　　解得:$a = 97.93$

　　　　　　　　　　$101.87 = a + 5b$ 　　　　　　　　　$b = 0.79$

配合直线方程为：
$$Y = 97.93 + 0.79X$$

如果要预测第 7 年的病床使用率则：
$$Y = 97.93 + 0.79 \times 7 = 103.46\%$$

以上直线配合也可以应用最小二乘法，方法已在上节介绍，这里不再重复。如果资料是奇数，则把最远的数据去掉。这里再介绍另一种最小二乘法的计算方法，见表 6-18。

表 6-18 某医院连续 7 年病床周转次数资料

年份	病床周转次数 Y	X	XY	X²
1	23.2	−5	−116	25
2	22.86	−3	−68.58	9
3	24.09	−1	−24.09	1
4	25.97	0	0	0
5	26.78	1	26.78	1
6	26.15	3	78.45	9
7	27.41	5	137.05	25
合计	176.46		33.61	70

$$a = \frac{y}{n} = \frac{176.46}{7} = 25.21 \quad b = \frac{xy}{x^2} = \frac{33.61}{70} = 0.48$$

$$\hat{Y} = a + bX$$

$$\hat{Y} = 25.21 + 0.48X$$

如果要预测第 9 年的病床周转次数，则：
$$\hat{Y} = 25.21 + 0.48 \times 9 = 29.53(次)$$

上述方法不管资料是奇数还是偶数都可运用。如果遇到奇数则在设定 X 时，把数据的中间项设为零。

（2）如果现象的发展大体上是按每期以大致相同的增长速度增减变化，即各期的环比增长速度大致相同，则这种现象发展的基本趋势是指数曲线型的。指数曲线的方程式是：

$$y = ab^x$$

其中 a、b 都是待定参数，a 表示基期的初始水平，b 表示现象的一般发展速度。上式表明：x 年的变量 y 等于初始水平乘以一般发展速度的 x 次方。

进行指数曲线的配合，必须先将指数曲线化为直线的形式：对上述方程式两边取对数：$\log y = x \log b + \log a$

设 $y' = \log y, \log b = A, \log a = B$

则上述方程式化为：$y' = Ax + B$

如此，可以按直线配合的方法确定所需要的指数曲线。见表 6-19。

表 6-19 某医院连续 6 年急诊人次数资料

年份(X)	急诊人次数(Y)	上升幅度(%)	$y' = \log y$
1	75 504	—	4.878 0
2	81 150	7.48	4.909 3
3	87 126	7.36	4.940 1
4	93 392	7.19	4.970 3
5	100 016	7.09	5.000 1
6	107 010	6.99	5.029 4

以上资料显示,急诊人次数各年递增幅度大致相同,所以其发展速度是指数曲线型的。用半数平均法计算:

$$X_1 = \frac{1+2+3}{3} = 2$$

$$Y_1 = \frac{4.878\ 0 + 4.909\ 3 + 4.940\ 1}{3} = 4.909\ 1$$

$$X_2 = \frac{4+5+6}{3} = 5$$

$$Y_2 = \frac{4.970\ 3 + 5.000\ 1 + 5.029\ 4}{3} = 4.999\ 9$$

分别代入方程:$y' = Ax + B$,得

$$4.909\ 1 = 2A + B$$
$$4.999\ 9 = 5A + B$$

解得:$A = \log b = 0.030\ 3, B = \log a = 4.848\ 5$
$$b = 1.072\ 3 \qquad a = 70\ 550$$

所以 $y' = \log y = 0.030\ 3x + 4.848\ 5$

$$y = ab^x = 70\ 550 \times (1.072\ 3)^X$$

若要预测第 8 年的急诊人次数则:

$$\log y = 0.030\ 3 \times 8 + 4.848\ 5 = 5.090\ 9$$
$$y = 123\ 282(人次)$$

指数曲线的配合也可以应用最小二乘法。如果资料是奇数项也能测算。

本章第八节思考与练习

1. 统计估算和预测的意义是什么?
2. 统计估算主要有哪些方法?
3. 什么是趋势预测?趋势预测主要有哪些方法?
4. 试比较直线方程与指数曲线方程的区别。

5. 某医院 2010 年 1~7 月病床周转次数资料见下表。

月份	1月	2月	3月	4月	5月	6月	7月
病床周转次数	2.01	1.99	2.09	2.24	2.33	2.36	2.38

试根据上述资料,分别配合直线方程、指数曲线方程,各用最小二乘法、半数平均法计算,并预测 8 月及 12 月的病床周转次数。

第七章 医院统计分析综论

第一节 统计分析的意义

统计分析是运用统计学特有的方法及与分析对象有关的知识,将定量与定性结合进行的研究活动。开展统计资料分析和利用是实现统计优质服务、发挥统计监督作用的关键,也是使统计工作更好地为医院管理服务的重要途径。

统计数据有它的局限性,单纯地从数据看只能反映工作中的某种现象"是什么",不能反映出"为什么",但可以从统计数据中观察到事物动态的差异,发现事物的矛盾及其根源。进行调查研究分析,才可以得到比较准确的结论,进一步找出解决矛盾的方法。这样的分析比较有说服力,能起到参谋指导的作用。医院科学管理必须从各个角度以多种因素的指标进行正确的判断和评价。运用统计资料分析医院工作,借以找出医院各项事物的相互依存关系和医院工作的客观规律,并为医院领导改进工作,提高社会效益和经济效益提供科学依据。所以应当研究如何运用统计方法,选择适当的统计指标,科学地、客观地检查和评价医院工作质量、工作效率、存在的问题,以适应医院现代化管理的需要。

不难看出,统计分析这个阶段是提供统计研究成果的阶段,是充分发挥统计的认识作用和检查、监督作用的阶段,同时又是统计部门发挥独特优势,为医院领导、各职能部门和各临床科室提供优质服务的最终阶段。其重要性是不言而喻的。

第二节 统计分析的步骤

统计分析工作通常都是有计划、有步骤地进行的。一般来说,有如下几个工作步骤。

首先,确定统计分析的具体目的。只有明确了统计分析目的才能具体确定分析研究中所要解决的问题,如确定选题的具体内容和研究的先后缓急、确定所需要的资料及其来源、确定所采用的分析指标和分析方法等,从而在整个研究过程中严格依据分析要求进行具体的分析工作,不至于"盲目施工"。

其次,正确选择统计分析所需要的资料。医疗运行过程中产生了大量的数据资料,而统计分析是建立在数据资料基础上的,因此要注意数据与情况的结合,善于选择数据。准确的数据资料与具体情况的有机结合,是肯定事实时所经常用到的方法。

统计综合分析的最终阶段,应依据分析任务的要求,对所要解决的问题作出判断,提出结论和建议。

统计分析的结论,是统计分析结果的概括说明,必须正确、完备,具有充分的依据;所提的建议必须结合医疗实践的需要,力求切实可行。

第三节　统计分析的方法

一、分析事物的内在联系

客观事物总是相互联系、相互影响的。医院统计指标都存在一定程度的相互制约关系。因此,不能单纯地评价某一个单项指标,应把互相关联的指标综合起来进行分析和研究。例如,分析医院外科工作状况应考虑外科门诊情况,外科床位开放与使用情况,外科医师的技术力量和协调情况,手术室、麻醉科、血库以及其他医技科室的技术力量、设备条件和配合情况等。均需通过分析发现问题、研究解决矛盾的方法,促进事物的转化,推动事物的前进,达到预期设想的效果。

二、分析事物的内部构成

调查、分析事物的构成,研究影响事物构成的诸因素,设法改变不利因素为有利因素是进行事物构成分析的主要目的。例如,从医院各类工作人员的构成中可以分析医院各类人员结构是否合理;又如,从出院病人疗效的构成中可以分析医院质量,包括诊断、治疗、护理、医务人员素质等。

三、分析事物的外部环境

医院向社会提供服务,同时从社会取得价格补偿,社会环境的变化必然会给医院的各项工作带来影响。对医疗业务指标的评价,应结合社会环境的变化和医院内部有关部门的工作状况来进行全面的研究和分析,以了解和判定影响因素,及时提供改进措施。

四、分析事物的发展动态

不断运动变化着的客观事物,它的变化不是死板重复的循环,而是与实践的推移有着密切的联系和相应的变化。通过对统计指标的动态分析,可了解和掌握医院工作发展的规律,以评价当前的工作水平和预测将来的发展趋势,为医院制定计划提供依据。

五、分析计划的执行情况

制定计划指标须回顾本医院历史统计资料,分析当前医院的中心任务、技术力量、设备条件、人员素质等诸因素,综合研究后制定出下一年度的计划指标。

计划指标是经过周密思考制定出来的,已经确定之后在执行中就应设法保证落实,并需要定期检查执行情况。如果发现计划指标落实得不理想,就必须及时调整人力、物力,并动员有利因素促进计划的实现。在执行中有时还可能对计划指标作必要调整。以上均要求统计人员从精确的统计数据中观察分析,积极想办法、提建议,供医院领导参考使用。

六、运用综合对比的方法进行统计分析

多项统计指标进行综合对比分析医院总体情况。例如,对医院工作人员数、入院出院病人数、病床使用率、病床周转次数、出院病人疗效、平均住院日、手术例数、手术并发症发生例数、医疗事故、医疗差错发生例数等,综合起来观察分析一定时期内医院工作的总体情况,或与上年同期综合指标对比分析,比较容易说明问题。

第四节 统计分析的内容

一、工作质量指标的分析与评价

医疗质量是医院多种工作通过医疗实践取得的医疗效果优劣的集中表现,是评价医院工作社会效益的主要标志。对医疗质量进行经常性的分析和评价,是医院统计部门的一项重要工作。

(一) 诊断质量

诊断是提高医疗效果的前提,有了正确的诊断才能有正确的治疗。故诊断质量的高低是反映医疗质量的一个重要方面,可以从以下几方面衡量。

1. **诊断符合率** 即:①门诊诊断与出院诊断符合率;②入院诊断与出院诊断符合率;③手术前后诊断符合率;④临床诊断与病理诊断符合率;⑤死亡诊断与尸体检查诊断符合率。这些都是反映诊断准确度的指标。

上述几项指标中以第④、第⑤项指标比较有肯定性的价值,但目前尸检率低,而手术前后诊断符合率和临床诊断与病理诊断符合率又局限于手术科室。其他指标更有其局限性,特别是收治疑难复杂病例较多的大医院及医疗水平相对较低的小医院。尤其是后者,其门诊诊断受某些检查项目的限制,出院诊断又可能受诊断手段(水平)的限制,其符合率也就失去了意义。因此,这些指标比较适用于在同一医院内比较单纯的某一病种进行分年度对比。

此外,在分析指标时,不能只着眼符合率的高低,还要注意与之相关联的不符合(漏诊率、误诊率)的情况,以便找出诊断质量不高的原因,寻求提高诊断水平的办法。符合率、漏诊率、误诊率均按第一诊断计算,以促使医师认真努力作出正确的判断。"确诊"病例应区别情况,对诊断一目了然的疾病,表现不出诊断质量水平,如大部分骨折、烧伤和一部分皮肤病、创伤病人等,无需分析诊断符合率和三日确诊率等;"需要确诊"的疾病,即一时搞不清诊断,需要观察、分析的才有价值作诊断符合率和三日确诊率等指标的分析。

2. **待查率** 即门诊待查、入院待查及出院待查。因门诊和入院两项待查受各种客观因素的制约,减弱了其评价意义。对于出院待查的分析应给予重视。一般出院待查可发生于病情疑难复杂且本院无技术力量作出诊断而转院;病人不愿配合做进一步检查而自动出院;临床医师技术水平不高责任心不强,未采取有效措施就让病人出院或转院。总之,对待查率的评价不应只看其数值的高低,应逐例进行分析和归纳,以作出正确的评价。

3. **入院后三日确诊率** 这是一项评价诊断是否及时的指标。在综合性医院很多疾病的诊断是一目了然的。大量病例的综合计算常不能确切地反映诊断的及时性,故有必要选择重点科室或重点病种进行统计分析。

4. 院内会诊率 这项指标虽不能直接反映诊断质量,但可以看出一所综合性医院对发挥其科室设置齐全的优势来提高诊断质量的重视程度。对一些收治疑难重危病人较多的综合性医院,尤其应注意对这一指标进行评价。

(二) 治疗质量

治疗是否合理、有效、及时,一般通过下列指标反映出来。

1. 治愈率 治愈率的高低是反映治疗质量的重要方面,由于收治对象的情况(病种、病情、病程、年龄、职业等)的不同,对治愈率的高低有很大影响,有些疾病不存在治愈问题,故仅凭医院总的治愈率高低,往往不能说明治疗质量的真实情况,故一般不使用。治愈率适合作纵向比较,如对单病种治愈率的分析,尚可显示治疗结果的真正情况。

2. 好转率 因为医学发展的水平至今还有一部分疾病不可能完全治愈,使用好转率来评价这些疾病的临床疗效仍具有一定的实际意义。

3. 病死率 该指标受收治对象情况的极大影响,一般不应作为评价医疗质量的指标。收治疑难和重危病人多的医院,其病死率必然较高;反之则低。故病死率有时是收治对象情况的表现,而不是治疗质量的表现。病死率低者不一定表示医疗质量高,反之也不一定表示医疗质量低。因此,只作医院总的病死率分析,不能对医院治疗质量作出直接的、正确的判断。必须从多方面作具体分析,包括病种、病情、年龄、死亡时间、治疗及时性、来院前的治疗情况,以及交通、文化、生活水平等。可通过死亡病例的讨论和收集、分析资料,区分不可逆转的"终末死亡"和"医疗无效死亡"。在积累一定数量的"医疗无效死亡"病例后再进行统计分析。为弥补病死率的不足,也可应用院内手术死亡率、院内麻醉死亡率、院内分娩死亡率、院内新生儿死亡率等统计指标进行分析。据《日本 20 年全国医院病死率分析》,日本医院的总病死率一般医院为 3.5%,大医院为 4%,超过该指标提示异常。要作进一步分析,但并不以此作为评比指标。

4. 抢救重危病人成功率 它是衡量医疗质量、抢救水平、业务管理水平、科室间协作状态的指标。但目前该指标的概念比较模糊,对"抢救"、"重危"的含义尚无统一标准,也在一定程度上影响了它的作用。

5. 单病种 除对医院总的指标进行分析外,分科进行单病种分析也是很有意义的。如单病种统计疗效、住院天数、医疗费用等。在分析的同时,应注意是否使用了新疗法、新技术、新药物等后,在临床上出现的疗效大幅度改变的现象。通过分析也可以了解医务人员的工作责任心、技术水平和设备条件,诊断治疗是否正确、及时、有效,医疗制度是否健全,以及抢救组织工作和管理水平等。

总之,对"治愈"、"好转"、"重危病人抢救成功率"等概念要明确,标准要统一并严格掌握,否则统计的数值就失去分析对比的价值。凡统计指标出现升高或降低时,都要具体分析,以便进一步找出原因。就治愈率而言,不可能逐年有明显提高,出现上下波动倒是正常的。若无新理论、新疗法、新药物、新技术为前提,无缘无故出现治愈率提高是不可信的,很可能把"好转"或症状的一时消失视为"治愈"。

(三) 医疗过程质量

疗效指标反映了疾病治疗的最后转归情况,没有反映医疗过程中有无质量缺陷。在医疗过程中给病人增加了不应有的伤害和痛苦,也是一个质量问题。分析这方面的情况,是评定医疗质量的依据之一。常用的指标有:院内感染率、无菌切口感染率、手术后并发症发生率、医疗事故发生数和医疗差错发生数等。

二、工作效率指标的分析与评价

反映医院工作效率方面的内容很多,牵扯的面很广,如医院各类人员比例、人数与工作量是否合适、病床利用是否充分、重要的医疗设备使用是否合理等。而病床的利用情况,则是反映医院工作效率的重点指标。

1. **平均病床工作日和病床使用率** 这是反映病床负荷状况的指标。由于修理、消毒或其他原因,不能要求病床工作日一年达到 365 日。病床工作日过少,则说明病床空闲、使用率不高。病床空闲的通常原因是:病床修理和消毒的时间长、病床调度不当、门诊部与住院处及病房配合不好、各科病床分配不合理而又未能及时调整、收治住院标准过高、病人来源不足,以及受季节影响等。凡此种种原因,均要求医院领导采取必要的措施,使病床得到充分利用。病床使用率一般为 93% 左右,如果超过则说明病床负担过重,反之则说明病床空闲较多。

2. **病床周转次数** 这是反映病床工作效率的指标。平均病床工作日和病床使用率只能说明病床的一般负荷状况,还不能反映病床的工作效率。一个病人住院多日不出院,如从平均病床工作日和病床使用率方面来看是好的,病床没有一天空闲,但从病床工作效率方面来看却很不好。因此,在分析病床工作效率时,还应注意病床周转次数及平均住院日。在一定时间内,周转次数多即周转速度快,病床利用情况好,病人住院天数短,反之住院天数就长。在分析病床周转次数时,必须充分考虑医院的收治对象、医疗技术、医院管理诸因素的影响,要结合医院质量指标进行分析。

3. **病床周转间隔** 是从一个病人出院到下个病人入院的间隔天数,按每张病床计算出的数值。周转间隔时间长,表示病床空闲的天数多。但如果病床工作负荷过重,病床使用率过高,周转速度过快,周转间隔过短,就会使病房无法达到卫生处置的要求,从而影响医院管理和医疗质量。

4. **手术前平均住院日** 它反映术前诊断、术前准备、手术室规模及管理、其他医疗技术科室的设备和物质供应,以及发报告时间等情况。此项指标可分病种进行统计。

5. **平均住院日** 该指标是近年甚为引人关注的一项指标。20 世纪 90 年代中期国家卫生部专门就"以缩短平均住院日为突破口,深化医院改革"的问题召集国内一些大医院进行探讨,认为以缩短住院日为突破口,走质量效益型道路是当时医院深化改革的重要任务之一。从多年的实践来看,缩短平均住院日有一定潜力的,这是开发病床资源的一种重要手段。通过对平均住院日的深入分析,查找影响平均住院日各个环节的因素,在保证医疗质量的前提下,缩短平均住院日,不但能节省床位投资,使现有的卫生资源得到充分有效的利用,使医院的技术优势得到充分发挥,并为医院增加收益,而且对缓解大城市看病难、住院难的矛盾起到重要的作用,并产生巨大的社会效益。因此,平均住院日指标是医疗质量与工作效率的综合反映。

住院时间的长短是诊断和治疗是否及时、正确、有效的综合反映。除全院和各科总的平均住院日外,分病种计算患者平均住院日对分析医疗质量更有意义。住院时间的长短常受到病种、病情、医疗技术、管理水平等多种因素的影响。医疗工作检验实施较晚、医疗技术科室发报告不及时、未明确诊断、治疗方法有缺陷、已经治愈的病人未及时组织出院、手术病人术前住院时间过长、收容大批慢性病人等,都会使住院时间延长,故不能只根据平均住院日的长短来判定医疗质量的高低。凡时间有明显延长或缩短者,就应进一步找出原因,如管理方面、收容对象方面、诊断或治疗方面的原因等。平均住院日太长是个缺点,但过短也会给病人带来不利的影响。如果不是因为提高了医疗质量而合理地缩短住院时间,单是用提早让病人出院的办法缩短住院时间是不妥当的。

上述指标既有区别,又相互联系、相互制约。平均病床工作日与病床使用率两项指标形式不同,前者用平均数表示,后者用百分数表示,但本质一样,都是反映病床负荷状况。它受病床周转次数、周转间隔时间的制约。在正常情况下,病床每周转1次,就会出现一定的周转间隔,周转次数少,周转间隔长,出现空床的机会就多,平均病床工作天数就少,病床使用率就低。病床周转次数与出院者平均住院天数成反比。

三、工作量及其比例情况分析

医疗工作量的计算单位主要为病床数、出院人数、手术人数、门诊人次数、急诊人次数等。通过分析病床、住院、门诊和医疗技术科室等方面工作量及其比例情况,能反映医院人力、物力和技术效能是否得到正常发挥。工作量愈多,表示完成的任务愈多;治疗的疑难病种愈多,表示发挥的技术效能越高。

1. 住院工作量及其比例情况分析　住院病人疾病的构成比,可以反映医院是否发挥了正常技术效能。所谓发挥正常技术效能,系指收治的病种及其数量同医院的技术水平相适应,保证急需和必要住院的病人得到及时住院等。一个技术条件好的医院,如果收治了很多一般慢性病人和轻症病人,占用了大量的病床,就会使医院较好的技术条件不能得到充分发挥而浪费卫生资源。

2. 门诊工作量及其比例情况分析　包括门诊人次数及各科构成比、门诊疾病分类及其构成比。卫生部规定,城市综合医院床位数与门诊人次数比为1∶3,超过这一比例,说明门诊工作负荷过重,给门诊管理和门诊质量带来不利影响。

3. 医疗技术科室工作量及其构成比分析　主要是各医疗技术科室工作量及其内部构成比(如手术室手术次数及大、中、小手术的构成比,药剂科的处方数及其中西药处方构成比等)、同临床科室工作量之比(如门诊X线检查率、门诊处方率、门诊检验率等)。

4. 医疗仪器工作量分析　包括仪器使用率、仪器的工作日和展开率等。

四、职工人数及其比例情况分析

主要通过下列指标来分析:职工总人数及各类人员数构成比。医护人员数分别与病床数、门诊日均人次数、住院人数比;工作人员出勤率和病、事、产假率,工作人员人均工作量,住院部医师按每人负担的病床数计算;门诊医师按每小时门诊人次数计算;病房护士按负担的病床数计算;医技科室按每人负担的病床数计算,也可分别按每人每天的处方数、各类检查人次数等来计算。

五、经济活动情况分析

1. 收入情况分析
(1) 业务总收入及其门诊收入、住院收入、其他业务收入的构成比。
(2) 门诊总收入以及其中挂号费、药品费、检查费、治疗费等构成比。
(3) 住院总收入以及其中各项费用的构成比。
(4) 自制制剂产值和利润率。

2. 支出情况分析
(1) 医院总支出以及其中人事费、药品材料费、设备费、管理费等构成比。
(2) 医疗成本费,包括药品材料费、人事费、医疗设备费、固定资产折旧费、管理费等。

3. 医疗费用分析
(1) 门诊人均医疗费用及其构成分析。
(2) 住院人均医疗费用、住院日均医疗费用及其构成分析。

第五节　统计分析举例

进行各种指标的统计分析，实际上就是分析这些指标所反映的各种具体的社会现象。具体的现象总是处在一定的时间、地点和条件之下的。因此，在对统计资料进行分析研究的过程中，就必须密切联系有关的实际情况和所处的历史条件。如果只抓数字而忽视了情况和条件，不但分析不能深入，而且有可能得出错误的结论。

大量的统计资料固然是客观现象的反映，但在还未对它们进行分析之前，往往较为笼统，还只是轮廓性的东西。而在这些资料中间有精有粗、有主要有次要。因此，要抓住其中主要的、具有特点的东西，进行深入细致的分析；并把有关的诸方面联系起来，逐步展开，层层深入；最后，再把各方面的分析结果综合起来，概括出事物的内在联系以及所研究问题的症结所在，从而提出解决问题、改进工作的积极建议。以上只是怎样进行分析研究的抽象表达。事物总是千变万化的，在进行具体分析时，还必须针对具体情况灵活地运用。表7-1是某医院皮肤科的出院病人情况分析。

表7-1　某医院皮肤科出院病人资料

指标	基期	报告期	同比增减
出院人数	401	500	124.69%
平均住院日	13.17	12.95	−0.22
病床周转次数	13.8	14.5	0.7
病床使用率(%)	114.9	107.4	−7.5
人均费用(元)	7 105	7 034	−71

表7-1所列资料说明，该院皮肤科报告期的出院人数比基期增加了24.69%；平均住院日比基期缩短了0.22天；病床使用率比基期下降了7.5个百分点；病床周转次数比基期上升了0.7次；人均费用下降了71元。总体运行情况较好。但是为什么报告期的出院人数大幅度上升，而病床使用率反而下降？虽然平均住院日缩短了0.22天，对降低病床使用率起了一定的作用，但毕竟缩短的幅度较小。表7-2是对该科医疗运行情况所作的进一步分析。

表7-2　某医院皮肤科病种分析

序号	病种	出院人数		占出院人数比重(%)		平均住院日	
		基期	报告期	基期	报告期	基期	报告期
1	结缔组织病	125	217	31.17	43.93	14.50	13.35
2	药疹湿疹皮炎	77	72	19.20	14.57	12.19	11.47
3	银屑病	50	62	12.47	12.35	11.80	13.82
4	带状疱疹	19	28	11.97	7.69	14.45	9.87
5	脉管炎动脉炎	48	38	5.49	6.48	11.73	12.38
6	荨麻疹红斑	22	32	4.74	5.67	10.31	10.94
7	天疱疮	38	31	9.48	5.26	15.53	19.15
8	关节炎	22	20	5.49	4.05	13.05	10.30
合计	—	401	500	100	100	13.17	12.95

表 7-2 病种资料的分析说明,治疗难度相对较大的结缔组织病收治人数报告期比基期上升了 10 个以上百分点,占该科出院总人数的 43.93%,该病种的平均住院日比基期缩短了 1 天以上。由于该病种所占的比重较大,故对缩短平均住院日起了一定的作用。其余病种的收治人数报告期与基期相比虽然也有增减,且平均住院日也上下浮动,但由于各自所占出院总人数的比重较小,故对总体的影响不大。另外,由于医院扩建了病房,从报告期的 2 月开始,皮肤科又增添了 5 张病床,这在一定程度上减轻了病床的压力。一方面由于平均住院日缩短,使病床周转加快,提高了病床工作效率;另一方面由于病床的增加使加床减少,所以该科的病床使用率同比下降。从表 7-3 来看医疗费用的分析情况。

表 7-3 某医院皮肤科单病种费用分析

序号	病种	出院人数		人均费用(元)		总费用(万元)		
		基期	报告期	基期	报告期	基期	报告期	按基期人均费用计算的报告期总费用
1	结缔组织病	125	217	8 948	7 604	111.85	165.01	194.17
2	药疹湿疹皮炎	77	72	5 665	5 771	43.62	41.55	40.79
3	银屑病	50	62	5 411	5 608	27.06	34.77	33.55
4	带状疱疹	19	28	6 169	5 648	11.72	15.81	17.27
5	脉管炎动脉炎	48	38	5 537	6 963	26.58	26.46	21.04
6	荨麻疹红斑	22	32	4 647	5 687	10.22	18.20	14.87
7	天疱疮	38	31	10 725	12 252	40.76	37.98	33.25
8	关节炎	22	20	5 967	5 955	13.13	11.91	11.93
合计	—	401	500	7 105	7 034	284.93	351.69	355.27

表 7-3 单病种人均费用表明,报告期有半数以上病种的人均费用高于基期,虽然这部分病种所占比重不大,但对总费用的上升还是有一定影响的;占总体比重最大的结缔组织病,虽然人均费用报告期比基期有较大幅度下降,但由于该病种的出院人数报告期比基期上升了 73.6%,且该病种的平均费用相对较高,故使总费用上升。根据该表资料分析如下:

$$\frac{351.69}{284.93} = 123.43\%$$

$$351.69 - 284.93 = 66.76(万元)$$

报告期的医疗费用比基期上升了 23.43%,医疗费用增加了 66.76 万元。

医疗费用上升的因素分析:

$$\frac{355.27}{284.93} \times \frac{351.69}{355.27} = \frac{351.69}{284.93}$$

$$124.69\% \times 98.99\% = 123.43\%$$

$$(355.27 - 284.93) + (351.69 - 355.27) = 351.69 - 284.93$$

$$70.34 + (-3.58) = 66.76(万元)$$

以上计算表明,该院皮肤科报告期比基期医疗费用上升 23.43%,是由于出院人数上升

24.69%和人均费用下降1.01%所致。同时,由于出院人数上升,使总费用增加了70.34万元,而人均费用下降,使总费用减少了3.58万元,两个因素共同作用的结果,使总费用增加了66.76万元。

第六节 统计分析报告

统计分析报告要注意结构安排。统计分析报告的结构反映文章各部分之间的内在联系。这并不单纯是技巧的问题,同时也是个思想方法的问题,体现着报告者对问题认识的思想发展过程,即提出问题、分析问题和解决问题的过程。

统计报告的结构一般可分为基本情况、成绩和经验、问题及其原因、建议或措施等几个部分。

首先,统计分析报告应以基本统计数据作为事实基础,并围绕这些方面予以叙述清楚。其次,要把在医疗运行中所取得的成绩如实地反映出来,并指出取得这些成绩的主要经验。再次,是把在工作中存在的问题如实地反映出来,并加以分析,指出存在问题的原因以及影响的程度。最后,针对所存在的问题提建议、拟措施,提出改进的意见,提供领导参考。

统计分析报告的种类不同,它的目的、内容也不同,因而分析报告就要有相应的变化。所以统计分析报告的结构不可能是千篇一律的。一般来说,定期的分析报告主要目的在于经常向医院领导反映全面情况。对于这类分析报告的结构就要比较全面地分析医疗运行情况,总结好的经验,指出存在的问题,提出解决问题的方法,以便医院领导从各个方面来考虑问题。专题分析报告的主要目的在于对医疗运行中的重要问题或对定期分析中的关键性问题作专门的深入分析,及时向医院领导提建议,一个报告说明一个问题。对于这一类分析报告的结构,就应该开门见山,突出重点,围绕存在的问题展开各方面的探讨,并步步深入,引出结论。

第七节 提供统计分析的形式

一、定期分析

一般每月或每季度进行一次,由统计部门将期内全院主要情况写出统计分析报告,送医院领导和有关职能科室传阅。使医院领导及时了解到医院工作动态,便于研究解决工作中存在的问题。

二、专题分析

应用统计数字不定期地集中分析一项主要矛盾,并提出解决矛盾的建议和方法。专题分析选题得当,效果比较明显。

三、统计简报

选择与全院职工和病人密切相关的内容,不定期地印发。统计简报的时间性较强,写统计简报要求迅速。因简报发布面广,应注意内容及其影响,有的内容不宜登上简报。

四、年度汇编

该项工作每年进行一次,将一年内全院各项数量的和质量的统计数据全部编入年度统计汇编内。年度统计汇编既有现实参考意义,又是医院历史统计资料,对医院领导日常参考使用极方便。这是医院统计部门的一项重要工作,必须坚持每年编印,不可间断。

五、信息反馈

统计部门应主动建立"信息反馈"制度,以满足各临床科室使用统计数据的需要。即将各临床科室在期内医疗运行过程中所产生的各项统计数据经过统计处理后再反馈到相关科室,使各科室领导能及时了解本科的实际工作情况。这种统计部门主动帮助临床科室,又与各临床科室建立起良好工作关系的制度,有助于长期合作而促进统计工作越做越好。

六、统计橱窗

开辟统计橱窗,将大家比较关心的主要统计指标绘制成统计图表,张贴在统计橱窗内,有助于互相比较学习。要定期更新橱窗内的统计资料,有助于大家都关心统计指标的升降,对医院科学管理起着监督作用。

本章思考与练习

1. 统计分析的意义是什么?为什么要进行统计分析?
2. 统计分析有哪些步骤?
3. 统计分析有哪些方法?举例说明。
4. 统计分析报告的结构有哪几部分?
5. 怎样撰写统计分析报告?

第八章 医院信息系统与医院统计

第一节 医院信息系统

医院信息系统是指利用计算机软硬件技术、网络通讯技术等现代化手段，对医院及其所属各部门的人流、物流、财流进行综合管理，对在医疗活动各阶段中产生的数据进行采集、存贮、处理、提取、传输、汇总、加工生成各种信息，从而为医院的整体运行提供全面的、自动化的管理及各种服务的信息系统。医院信息系统是现代化医院建设中不可缺少的基础设施与支撑环境。

医院信息系统一般由数量不一的服务器、存储设备、交换机、终端应用计算机等组成网络系统，各分系统中产生的数据由数据库进行管理，数据库运行在服务器中，保存在存储设备中，各个分系统通过交换机连接的网络来实现对数据库中各种数据的交换和共享。

医院信息系统的服务器一般采用 X86 结构的 PC 服务器、容错服务器或小型机，根据功能一般又分为数据库服务器和应用服务器，服务器操作系统采用 Windows server 或 UNIX 系统。存储设备主要采用 FC SAN（光纤通道网络域存储）、IP SAN（IP 网络域存储）等。数据库目前采用较多的是微软公司的 SQL server 及甲壳虫公司的 ORACLE 数据库，也有少量使用 IBM 公司的 DB2 数据库及 Cache、Sybase 等数据库。

医院信息系统是一个综合性的信息系统，功能涉及国家有关部委制定的法律、法规，包括医疗、教育、科研、财务、会计、审计、统计、病案、人事、药品、保险、物资、设备等。医院信息系统首先必须保证与我国现行的有关法律、法规、规章制度相一致，并能满足各级医疗机构和各级卫生行政部门对信息的要求。

医院自身的目标、任务和性质决定了医院信息系统是各类信息系统中最复杂的系统之一。卫生部《医院信息系统基本功能规范》根据数据流量、流向及处理过程，将整个医院信息系统划分为以下五部分：临床诊疗部分、药品管理部分、经济管理部分、综合管理与统计分析部分及外部接口部分。

一、临床诊疗部分

临床诊疗部分主要以病人信息为核心，将整个病人诊疗过程作为主线，医院中所有科室将沿此主线展开工作。随着病人在医院中每一步诊疗活动的进行，产生并处理与病人诊疗有关的各种诊疗数据与信息。整个诊疗活动主要由各种与诊疗有关的工作站来完成，并将这部分临床信息进行整理、处理、汇总、统计、分析等。此部分包括门诊医生工作站、住院医生工作站、护士工作站、临床检验系统、输血管理系统、医学影像系统、手术室麻醉系统等。

二、药品管理部分

药品管理部分主要包括药品的管理与临床使用。在医院中药品从入库到出库直到病人的使用,是一个比较复杂的流程,它贯穿于病人的整个诊疗活动中。这部分主要处理的是与药品有关的所有数据与信息。共分为两部分:一部分是基本部分,包括药库、药房及发药管理;另一部分是临床部分,包括合理用药的各种审核及用药咨询与服务。

三、经济管理部分

经济管理部分属于医院信息系统中的最基本部分,它与医院中所有发生费用的部门有关,处理的是整个医院中各有关部门产生的费用数据,并将这些数据整理、汇总、传输到各自的相关部门,供各级部门分析、使用,并为医院的财务与经济收支情况服务,包括门急诊挂号,门急诊划价收费,住院病人入、出、转、住院收费,以及物资、设备、财务与经济核算等。

四、综合管理与统计分析部分

综合管理与统计分析部分主要包括病案的统计分析、管理,并将医院中的所有数据汇总、分析、综合处理供领导决策使用,包括病案管理、医疗统计、院长综合查询与分析、病人咨询服务。

五、外部接口部分

随着社会的发展及各项改革的进行,医院信息系统已不是一个独立存在的系统,它必须考虑与社会相关系统互联的问题。因此,这部分提供了医院信息系统与医疗保险系统、社区医疗系统、远程医疗咨询系统等接口。

大型医院的信息系统每天 24 小时不间断运行,任何稍长时间的整体或局部停顿都会引起医院医疗秩序的混乱甚至群体性事件,所以信息系统对自身安全有着特殊的要求。另外,医院信息系统中涉及大量临床信息,其中包含了病人的个人资料、身体状况、治疗情况等隐私,这就要求对这些信息本身进行严格保护,以保障个人隐私信息安全。

医院信息系统还是一个复杂的系统,目前世界上还没有一家公司能够提供医院所需的全部分系统产品。所以几乎所有的医院信息系统都是各种不同公司分系统的有机集成,集成工作一般是通过定制的接口程序或数据交换平台进行。最好的办法是在医院中建立一个信息整合平台,通过信息整合平台将每个病人的各类信息整合。使目前,医疗卫生行业内已有计算机公司具备了提供信息整合平台的能力。

由于医院信息系统发展迅速,而信息标准化工作相对滞后,造成医院内各分系统之间及医院之间的数据交换困难,使目前只能交换及共享部分数据,这也是医院信息系统发展中的瓶颈问题。

第二节　医疗统计分系统

《医疗统计分系统》是用于医院医疗统计分析工作的计算机应用程序。该分系统的主要功能是对医院发展情况、资源利用、医疗护理质量、医技科室工作效率、全院社会效益和经济效益等方面的数据进行收集、储存、统计分析,并提供准确、可靠的统计数据,为医院和各级卫生管理部门提供所需要的各种报表。

《医疗统计分系统》必须符合国家、地方有关法律、法规、规章制度的要求。

(1)《中华人民共和国统计法》。

(2)卫生部《全国卫生统计工作管理办法》。

其中《医疗统计分系统》的功能及人员要求。

1) 数据输入:既能从网络工作站输入数据,也能人工收集数据集中输入。

2) 数据处理:一次性输入数据,自动生成日报、月报、季报、半年报、年报以及各类统计分析报表。

3) 查询显示数据:查询显示多种组合的数据信息。

4) 修改更正数据:对未存档数据允许修改。

5) 输出打印:输出打印统计分析多种图形、报表内容和格式。

6) 数据上报:根据主管部门要求,将统计结果或将数据转换成所要求格式后,通过手工或电子形式上报有关部门。如卫生部、国家中医药管理局、市卫生局、医院管理中心、疾病预防控制中心、区县卫生局及其他行业管理部门等。

7) 权限设置:为保证信息安全,需要为以下几类人员进行权限设置。

- 录入与编辑人员;
- 审核与管理人员;
- 质量审核与控制人员;
- 系统管理与配置人员。

8) 人员要求:《医疗统计分系统》操作人员应当具有《统计从业资格证书》。

《医疗统计分系统》是医院信息系统中的重要组成部分,一般有单机版及网络版两种,单机版大部分数据需要人工输入,部分数据可以采用批量导入,对统计人员来说工作量大、数据准确性相对较差。而网络版要求大部分数据通过接口程序直接从其他分系统中采集,准确性高、院内系统间数据一致性好,同时也可节约统计人员大量时间。目前大部分医院都已采用了网络版的《医疗统计分系统》。

《医疗统计分系统》是供医院统计室使用的专业应用系统,必须由具有统计从业资格的统计专业人员使用。分系统数据一般统一存储在医院计算机中心机房的存储设备中,统计人员根据权限进行不同级别的统计工作,并按要求进行备份及归档工作。

《医疗统计分系统》一般均运行在 Windows 平台上,目前常见的是 Windows XP、Windows vista 及 Windows 7 系统。

由于地区差异及医院内部管理要求差异,各医院使用的《医疗统计分系统》功能及工作流程也不尽相同。

第三节 统计数据来源和审核

《医疗统计分系统》收集的数据包括:门诊病人统计数据(包括社区服务活动)、急诊医疗统计数据、住院病人统计数据、医技科室工作量统计数据。

一、医院内部的统计数据来源及审核

《医疗统计分系统》中的数据信息来源于其他各个信息分系统,包括门急诊挂号系统、出入院管理系统、医生工作站、护士工作站、电子病历系统、手术麻醉系统、PACS(影像归档和通信系统)系统、LIS(实验室信息系统)系统、药房管理系统等。

从门急诊挂号系统中可以获得所有挂号病人信息,包括病人姓名、病人类别、门急诊类型、挂号科室、号别、专家工号、是否外地病人等信息,可以统计得到各种病人的挂号信息。

从出入院管理系统及住院医师工作站中,可以获得每日入出院病人信息,并可直接获得出院病人的病案首页中绝大部分信息,包括出院病人出院结账时的各类费用信息,经过审核修正后得到完整的病案首页资料,用于病案质量的统计分析。

全院级的PACS系统(一般包含放射科、超声科、内窥镜室、病理科、核医学科等)可以为《医疗统计分系统》提供各类医技检查科室实际分类工作量信息,LIS系统则可为《医疗统计分系统》提供化验系统的分类统计信息。

药房管理系统可以为《医疗统计分系统》提供各类药品的实际消耗情况,包括医院各类自制制剂用量、抗生素使用情况、分科室药品用量统计等。

作为卫生部唯一的区域电子病历试点城市,2011年开始,上海全市三级医院及部分二级医院将全面推进电子病历试点工作,届时目前大部分纸质病案上的信息将可以通过电子病历信息系统接口直接获取,从而大大提升《医疗统计分系统》信息获取的及时性和准确性。

全面实施电子病历后,电子病历的归档、借阅工作也将成为医院统计室工作的重要组成部分。但由于法律等方面原因,在相当长的阶段内,纸质病历还会继续存在,需要保证电子病历和纸质病案内容的一致性。

但是由于每个医院信息化成熟度发展不一,医院内应用的分系统供应商也不尽相同,造成医疗统计分系统的数据来源复杂,有些数据可以直接取自其他分系统,有些还必须采用人工收集及输入。

由于历史原因,目前医院信息系统中标准化应用仍有不足,造成有些数据不能直接引用,需要按一定规则进行数据转换等工作,数据的正确性需要定期进行人工审核,以保证医疗统计工作的正确性。

医院信息系统中其他分系统的更新或升级后,如涉及数据格式和数据来源变更,需要对《医疗统计分系统》进行人工校对,以保证数据的延续性和正确性。

二、医院集团及统计审核

随着医疗改革的不断推进,医院集团化已经成为一个趋势。医院集团一般都拥有多个院区,分布在城市的不同地方甚至不同的城市。

医院集团的医疗统计一般采用两种方法:一是每个分院单独统计,然后将各分院统计好的数据汇总,得到集团医院的统计数据,优点是简单方便,但集团内跨分院的数据统计分析困难;二是每个分院可以单独统计,但同时将各分院的原始数据汇总,再统计出集团医院的情况,优点是统计信息丰富,可以进行深度分析,但需要预先统一各分院的各类编码规则和统计口径、统一上传统计原始数据格式。

医院集团的统计总表和各分院间的统计报表需要进行核对,以保证各类统计数据的正确性。

三、区域医疗及统计审核

随着区域医疗信息中心的建设,医院的主要业务数据都将实时或定时上传至中心端。如上海目前三级医院所有病人的挂号、收费信息,出院病人的病案首页、各类检查化验报告均由后台程序每日自动上传至"医联中心"。各区县所属一、二级医院的门诊和出院病人信息也已不同程度上传到区级医疗信息中心,而所有医院医保病人发生的费用及药品、材料明细等也每日自动上传至市医疗保险局信息中心。

在此情况下,《医疗统计分系统》中得到的统计结果需要定期与自动上传到区域医疗中心的数据进行比对。如有差异,应及时与负责上传信息的部门联系,分析原因,分清是统计口径问题还是数据上传问题,以保证医院各类上报数据的一致性。解决上传数据正确性的最好办法是在医院中建立一个信息整合平台,通过信息整合平台将每个病人的各类信息整合后再上传。目前,医疗卫生行业内已有计算机公司具备了提供信息整合平台的能力。

第四节 统计数据质量控制

《医疗统计分系统》通过网络直接从医院信息系统的其他各分系统采集数据,大大提高了数据统计的及时性和准确性,比手工采集数据相比较大程度提高了统计数据质量。虽然同时也产生了新的问题,但信息技术提供了新的手段来加强统计数据的质量控制。

一、数据源质量控制

手工采集数据时,统计人员可以对数据进行初步核对后再输入系统,从而一定程度上减少了差错发生。但统计数据大部分从其他分系统中直接采集后,在获得快捷便利的同时,也失去了一道质量控制屏障,统计数据的质量将直接取决于那些分系统操作人员的输入质量。

所以,要提高数据源质量,首先要加强对输入人员的培训教育工作,根据统计要求,提出具体输入时的操作要求。其次,要求在分系统输入界面对必填项进行强制校验,杜绝空白项的出现,减少人为因素引起的差错。

二、数据逻辑关系控制

为保证数据质量,还可以利用数据之间的逻辑关联进行数据校验,如根据身份证号码算出的年龄与年龄项所填应该是一致的、病人出院日期不可能在入院日期之前、有手术编码的病人应该有手术费用、有医保卡的病人肯定不是外地病人等,充分利用数据之间的逻辑关联,可以进一步提升统计数据质量。

对各类关联数据,统计人员应根据专业知识,及时提出合理建议,以便在数据源头就进行控制。

三、利用冗余数据

医院信息系统中,各分系统之间的数据都有一定的冗余,利用好这些冗余数据,进行复核比对,可以进一步提高统计数据的准确性。

例如,在《出入院管理分系统》中,由于种种原因,病人可能会多次结账,并且结账日期与出院日期并不完全一致,直接采用结账病人信息作为当天出院病人信息将出现偏差。利用《住院护士分系统》中的出院病人信息进行比对或电话核查可以纠正可能的问题。

四、网络故障应对办法

医院信息系统对系统安全要求很高,一般都是要求每天 24 小时不间断运行,但故障的风险一直存在,全面或局部的故障都会引起数据不全问题,造成统计工作的偏差。

为保证数据统计质量,一般可以采用两种办法:一是故障恢复后,在分系统中进行数据补录,需要输入人员及时输入;二是对故障时段内发生的数据进行人工采集,由统计人员添加进当天的统计数据中,以保证数据的完整性。

第五节 统计信息利用

根据医疗业务要求,《医疗统计分系统》应该提供以下报表及分析功能。

1. 门诊、急诊统计报表　门急诊日报表、月报表、季报表、半年报表和年报表。
2. 病房统计报表　病房日报表、月报表、季报表、半年报表和年报表。
3. 卫生主管部门的报表　根据卫生部要求,医疗单位及卫生管理部门应根据单位性质提供不同报表,报表又分为实时报、月报、季报及年报,对各类报表的报送日期有严格规定。具体如表 8-1 所示。

表 8-1 卫生主管部门的报表

表号	表名	报告期别	填报范围	报送单位	报送日期
卫统 1-1 表	卫生机构年报表-医院类	年报	医院、妇幼保健机构、专科疾病防治机构、疗养院、护理院(站)、临床检验中心、门诊部	同填报范围	直报单位:次年 1 月 15 日前;卫生局:次年 1 月 20 日前
卫统 1-2 表	卫生机构年报表-卫生院类	年报	乡镇/街道卫生院、社区卫生服务中心(站)	同填报范围	次直报单位:次年 1 月 15 日前;卫生局:次年 1 月 20 日前
卫统 1-3 表	卫生机构年报表-诊所类	年报	诊所、卫生所、医务室	县区卫生局或卫生局指定机构代报	直报单位:次年 1 月 15 日前;卫生局:次年 1 月 20 日前
卫统 1-4 表	卫生机构年报表-村卫生室	年报	村卫生室	县区卫生局或卫生局指定机构代报	直报单位:次年 1 月 15 日前;卫生局:次年 1 月 20 日前
卫统 1-5 表	卫生机构年报表-急救中心	年报	急救中心(站)	同填报范围	直报单位:次年 1 月 15 日前;卫生局:次年 1 月 20 日前
卫统 1-6 表	卫生机构年报表-疾病预防控制中心	年报	疾病预防控制中心、卫生防疫站、预防保健中心	同填报范围	直报单位:次年 1 月 15 日前;卫生局:次年 1 月 20 日前
卫统 1-7 表	卫生机构年报表-卫生监督机构	年报	卫生监督所/局、卫生监督中心	同填报范围	直报单位:次年 1 月 15 日前;卫生局:次年 1 月 20 日前

(续表)

表号	表名	报告期别	填报范围	报送单位	报送日期
卫统1-8表	卫生机构年报表-其他卫生机构	年报	采供血机构、卫生监督检验机构、医学科研机构、医学在职培训机构、健康教育机构等其他卫生机构	同填报范围	直报单位:次年1月15日前;卫生局:次年1月20日前
卫统1-9表	医疗机构月报表	月报	医院、乡镇和街道卫生院、社区卫生服务中心(含分支机构)、妇幼保健机构、专科疾病防治机构、门诊部填报。诊所、村卫生室、社区卫生服务站由卫生局或指定机构代报	同填报范围	直报单位:次月15日前;卫生局:次月19日前
卫统2表	卫生人力基本信息调查表	实时	除乡村医师及卫生员以外的各类卫生机构在岗职工	同填报范围	人员调入调出1个月内
卫统3表	医用设备调查表	实时	医院、妇幼保健院、专科疾病防治院、乡镇(街道)卫生院、社区卫生服务中心和急救中心(站)	同填报范围	设备购进、报废1个月内
卫统4表	医院出院病人调查表	季报	二级及以上医院(含未定等级的政府办县及县以上医院)	同填报范围	季后1个月内
医改监测表		季度	县(区、市)卫生局;地级市卫生局;省卫生厅	同填报范围	具体见医改监测文件
居民病伤死亡原因报表(死因卡片库和人口库)		年度	国家和省级样本县区	同填报范围	次年2月10日前

卫统1-1表(根据不同类型医院,1-2表、1-3表、1-4表),卫统1-9表、卫统4表应能直接从《医疗统计分系统》中导出。除卫生部规定的上述报表外,各地区卫生行政主管部门根据地方具体情况要求增加了一些报表,也需及时上报。

4. 综合统计分析
(1) 门诊工作情况。
(2) 病房(病区)工作情况(含病房床位周转情况)。
(3) 出院病人分病种统计。
(4) 手术与麻醉工作量统计。
(5) 医技科室工作量统计。
(6) 医院工作指标。
(7) 医院的社会、经济效益统计。
(8) 病案资料统计分析。
1) 手术质量情况;
2) 诊断质量情况;

3）住院病人动态及病床使用情况；

4）住院病人医疗费用及构成；

5）部分病种住院医疗费用；

6）单病种医疗质量分析。

5. 医院内部管理指标

（1）医保工作统计分析

1）指标完成情况；

2）医保、非医报数据比较。

（2）科室业务工作分析

1）病历分型；

2）中医治疗率；

3）大、小手术情况。

（3）重点项目工作分析

1）重点设备使用情况；

2）重点专病工作统计。

（4）病人随访管理

1）随访病人设定；

2）随访信件管理；

3）随访病人信息检索查询。

经过核实的统计数据，可以通过医院内部网络进行公布或提供给各相关科室进行网络查询，需要网络上报的数据可以通过电子表格或手工录入进行。

《医疗统计分系统》中的统计数据必须每月进行归档和备份，归档后的数据不能再进行更改，以保证统计数据的正确性。

第六节　专业统计软件

医院统计除了要求上报法定报表及院内管理用日常报表外，经常需要对临床和研究数据作进一步的专业分析，这时需要使用专业的统计分析软件。

一、SAS 统计软件

SAS(statistical analysis system)是美国 SAS 软件研究所研制的一套大型集成应用软件系统，具有完备的数据存取、数据管理、数据分析和数据展现功能，尤其是创业产品——统计分析系统部分，由于其具有强大的数据分析能力，一直为业界著名软件。在数据处理和统计分析领域，被誉为国际上的标准软件和最权威的优秀统计软件包，广泛应用于政府行政管理、科研、教育、生产和金融等不同领域，发挥着重要的作用。SAS 系统中提供的主要分析功能包括统计分析、经济计量分析、时间序列分析、决策分析、财务分析和全面质量管理工具等。在某些领域，比如新药临床试验中 SAS 已经成为数据处理的首选工具，美国 FDA（食品药品管理局）规定，在新药审批程序中，试验结果的统计分析必须采用 SAS，其他软件的分析结果一律无效，可见其权威地位。

二、SPSS 统计软件

SPSS 是软件英文名称的首字母缩写，原意为 Statistical Package for the Social Sciences，即"社会科学统计软件包"，是世界最著名的统计分析软件之一，诞生于 20 世纪 60 年代末。其分析结果清晰、直观、易学易用，而且可以直接读取 EXCEL 及 DBF 数据文件，现已推广到多种各种操作系统的计算机上。在国际学术界有条不成文的规定，即在国际学术交流中，凡是用 SPSS 软件完成的计算和统计分析，可以不必说明算法，由此可见其影响之大和信誉之高。全面适应互联网，支持动态收集、分析数据和 HTML 格式报告，依靠于诸多竞争对手。是非专业统计人员的首选统计软件。

SPSS 提供了从简单的统计描述到复杂得多因素统计分析方法，如数据的探索性分析、统计描述、列联表分析、二维相关、秩相关、偏相关、方差分析、非参数检验、多元回归、生存分析、协方差分析、判别分析、因子分析、聚类分析、非线性回归、Logistic 回归等。

SPSS 对医学和生物学科各相关研究领域中所使用的统计技术提供全面的支持，如在心理学、病理学、药物治疗作用、流行疾病的预防和控制领域，甚至在基因工程方面的研究，SPSS 都在解决各种实际分析问题应用中表现卓越，并以其界面友好、功能强大和使用容易而享有盛誉。

本章思考与练习

1. 医院信息系统由哪几部分组成？
2. 医疗统计分系统的功能是什么？
3. 医疗统计分系统收集哪几方面的数据？
4. 医疗统计分系统中的数据信息包括哪些部门的数据信息？
5. 综合统计分析包含哪些内容？
6. 病案资料统计分析包含哪些内容？

[附] 上海二、三级医院上报卫生行政部门的各类报表

[附1] 卫生机构年报表

（医院、妇幼保健机构、专科疾病防治机构、
疗养院、护理院/站、门诊部、临床检验中心）

表　　号：沪卫统 1-1 表
制定机关：上海市卫生局
批准机关：上海市统计局
批准文号：沪统审字〔2010〕22 号
有效期至：2011 年 12 月

组织机构代码 □□□□□□□□-□
机构名称（签章）：_____　_____年

一、基本情况

1.1 机构属性代码（要求新设机构和属性代码变动机构填写）
　　1.1.1 经济类型代码　　　　　　□　　1.1.2 卫生机构类别代码　　　□□□□
　　1.1.3 机构分类管理代码　　　　□　　1.1.4 行政区划代码　　　　　□□□□□□
　　1.1.5 单位所在乡镇街道名称_____　　　乡镇街道代码　　　　□□
　　1.1.6 设置/主办单位代码　　　　□　　1.1.7 政府办卫生机构隶属关系代码　□
　　1.1.8 单位所在地是否民族自治地方　□　　1.1.9 是否分支机构　　　　　□

1.2 基本信息
　　1.2.1 地址_____　　　　　　1.2.2 邮政编码　　　　　□□□□□□
　　1.2.3 联系电话_____　　　　1.2.4 单位电子邮箱（E-mail）_____
　　1.2.5 单位网站域名_____　　1.2.6 单位成立时间　□□□□ 年
　　1.2.7 法人代表（单位负责人）_____　1.2.8 第二名称是否为社区卫生服务中心　□
　　1.2.9 下设直属分站（院、所）个数□□　　1.2.9.1 其中：社区卫生服务站个数　　□□
　　1.2.10 政府主管部门评定的医院等级：级别（1 一级　2 二级　3 三级　9 未定级）　　□
　　　　　　　　　　　　　　　　　　等次（1 特等　2 甲等　3 乙等　4 合格　9 未定）　□
　　1.2.11 政府主管部门评定的临床重点专科（级别代码：1 国家Ⅰ级　2 国家Ⅱ级　3 省级　4 市级）：

	1	2	3	4	5	6	7	8
专科名称								
诊疗科目代码								
级别代码								

1.2.12 是否政府主管部门认定的区域医疗中心(Y 是,N 否)□
　　　区域医疗中心类别(1 综合性　2 专科性)□　　级别(1 国家　2 省级　3 市级)□
1.3 落实医改措施情况(Y 是,N 否)
　　1.3.1 是否实行岗位设置聘用　　　　　□　　1.3.2 是否实行绩效工资　　　　　　　□
　　1.3.3 是否实行收支两条线管理　　　　□　　1.3.4 年内政府是否补助公共卫生服务经费　□
　　1.3.5 是否实行信息公开制度　　　　　□　　1.3.6 单价 2 000 元以上一次性耗材收入(万元)
　　□□□□
　　1.3.7 配备国家基本药物品种数　□□□　　其中:化学药品□□□　　　中成药□□□
　　1.3.8 是否参与同级医疗机构检查互认制度 □　1.3.9 是否执行传染病预检分诊和报告制度 □
　　1.3.10 是否政府指定的职业健康检查机构 □　1.3.11 是否政府指定的职业病诊断机构　□
　　1.3.12 是否 120 急救网络覆盖医院　　　□　1.3.13 是否承担紧急救援、援外、支农支边等公共
　　　　　　　　　　　　　　　　　　　　　　　　　服务　　　　　　　　　　　　　　□
　　1.3.14 建立长期对口支援关系情况代码(1 支援医院　2 受援医院)　　　　　　　　　□
　　　　　支援县级医院个数　□　支援乡镇(中心)卫生院个数　□　当年支援(受援)医师数 □□
　　1.3.15 是否医保定点医疗机构　　　□　1.3.15.1 是否与医保经办机构直接结算　　□
　　1.3.16 是否新农合定点医疗机构　　□　1.3.16.1 是否与新农合经办机构直接结算　□
　　1.3.17 是否达到建设标准　　　　　□　1.3.18 当年是否为中央和地方预算内专项资金项
　　　　　　　　　　　　　　　　　　　　　　　　目建设单位　　　　　　　　　　　　□
　　1.3.19 信息系统建设情况(可多选)□,□,□,□
　　　　　1 标准化电子病历　　2 管理信息系统　　3 医学影像(PACS)　　4 实验室检验　　0 无
　　1.3.20 当年接收住院医师规范化培训基地医院毕业的医师数　□□□
　　1.3.21 是否住院医师规范化培训基地医院　□
　　　　　当年招生人数□□□　　其中:全科医师□□□
　　　　　当年在培人数□□□　　其中:全科医师□□□
　　　　　当年毕业人数□□□　　其中:全科医师□□□
1.4 公立医院改革试点(Y 是,N 否,限国家及省级试点城市的试点医院填)
　　1.4.1 是否试点医院　□　　1.4.2 启动试点时间　□□□□年□□月
　　1.4.3 试点内容:
　　　　1 是否建立医院理事会□　　2 是否实行院长责任制□　　3 是否实行院长年薪制□
　　　　4 是否推行成本核算与控制□　5 是否实行医院绩效考核□　6 是否实行外部审计制度□
　　　　7 是否实行总会计师制度□　　8 是否改革人事管理制度□　9 是否实行人员绩效考核制度□
　　　　10 是否试行"临床路径"□　　11 是否设立药事服务费□　　12 是否实行药品购销差别定价□
　　　　13 是否参加医疗责任保险□　　14 是否与医保(新农合)经办机构建立谈判机制□
　　　　15 改革医保(新农合)支付方式(1 按病种付费　2 按人头付费　3 总额预付)□

序号	指标名称	数量
一	二、人员数(人)	
2.0	编制人数	
2.1	在岗职工数	
2.1.1	卫生技术人员	
2.1.1.1	执业医师	
2.1.1.1.1	其中:中医类别	
2.1.1.2	执业助理医师	

(续表)

序号	指标名称	数量
2.1.1.2.1	其中:中医类别	
2.1.1.3	注册护士	
2.1.1.3.1	其中:助产士	
2.1.1.4	药师(士)	
2.1.1.4.1	西药师(士)	
2.1.1.4.2	中药师(士)	
2.1.1.5	检验技师(士)	
2.1.1.6	影像技师(士)	
2.1.1.9	其他卫生技术人员	
2.1.1.9.1	其中:见习医师	
2.1.1.9.1.1	内:中医	
2.1.2	其他技术人员	
2.1.3	管理人员	
2.1.4	工勤技能人员	
2.2	离退休人员	
2.2.1	其中:年内退休人员	
2.3	年内培训情况	
2.3.1	参加政府举办的岗位培训人次数	
2.3.2	进修半年以上人数	
—	三、床位	
3.0	编制床位(张)	
3.1	实有床位(张)	
3.1.1	其中:特需服务床位	
3.1.2	负压病房床位	
3.2	实际开放总床日数	
3.3	实际占用总床日数	
3.4	出院者占用总床日数	
3.5	观察床数(张)	
3.6	全年开设家庭病床总数(张)	
—	四、房屋及基本建设	
4.1	房屋建筑面积(平方米)	
4.1.1	其中:业务用房面积	
4.1.1.1	内:临床科室	
4.1.1.2	预防保健科室	
4.1.1.3	医技科室	
4.1.1.9	业务用房中危房面积	
4.2	租房面积(平方米)	

(续表)

序号	指标名称	数量
4.2.1	其中:业务用房面积	
4.2.9	房屋租金(万元)	
4.3	本年批准基建项目(个)	
4.3.1	本年批准基建项目建筑面积(平方米)	
4.3.2	本年实际完成投资额(万元)	
4.3.2.1	其中:财政性投资	
4.3.2.2	单位自有资金	
4.3.2.3	银行贷款	
4.3.3	本年房屋竣工面积(平方米)	
4.3.4	本年新增固定资产(万元)	
4.3.5	本年因新扩建增加床位(张)	
一	五、设备	
5.1	万元以上设备总价值(万元)	
5.2	万元以上设备台数	
5.2.1	其中:10~49 万元设备	
5.2.2	50~99 万元设备	
5.2.3	100 万元以上设备	
5.3.1	MRI 门诊及住院检查人次数	
5.3.1.1	其中:阳性数	
5.3.2	CT(不含 PET 和 SPECT)门诊及住院检查人次数	
5.3.2.1	其中:阳性数	
5.3.3	800 mA 及以上 X 线门诊及住院检查人次数	
5.3.3.1	其中:阳性数	
一	六、收入与支出(千元)	
6.1	总收入	
6.1.1	财政补助收入	
6.1.1.1	其中:基本支出补助	
6.1.1.2	项目支出补助	
6.1.1.2.1	内:基本建设资金	
6.1.2	上级补助收入	
6.1.3	医疗收入	
6.1.3.1	门诊收入	
6.1.3.1.1	其中:挂号收入	
6.1.3.1.2	诊察收入	
6.1.3.1.3	检查收入	
6.1.3.1.4	治疗收入	
6.1.3.1.5	手术收入	

(续表)

序号	指标名称	数量
6.1.3.1.6	化验收入	
6.1.3.2	住院收入	
6.1.3.2.1	其中:床位收入	
6.1.3.2.2	诊察收入	
6.1.3.2.3	检查收入	
6.1.3.2.4	治疗收入	
6.1.3.2.5	手术收入	
6.1.3.2.6	化验收入	
6.1.3.2.7	护理收入	
6.1.4	药品收入	
6.1.4.1	门诊收入	
6.1.4.1.1	西药收入	
6.1.4.1.2	中药收入	
6.1.4.1.2.1	其中:中草药收入	
6.1.4.2	住院收入	
6.1.4.2.1	西药收入	
6.1.4.2.2	中药收入	
6.1.4.2.2.1	其中:中草药收入	
6.1.4.9.1	药品收入中:基本药物收入	
6.1.5	其他收入	
6.2	总支出	
6.2.1	医疗支出	
6.2.2	药品支出	
6.2.2.1	其中:药品费	
6.2.2.1.1	西药	
6.2.2.1.2	中药	
6.2.2.1.9	药品费中:基本药物支出	
6.2.3	财政专项支出	
6.2.4	其他支出	
6.2.9.1	总支出中:人员支出	
6.2.9.1.1	其中:基本工资	
6.2.9.1.2	绩效工资	
6.2.9.2	离退休费	
6.3	上缴财政专户的服务收入	
一	**七、资产与负债(千元)**	
7.1	总资产	
7.1.1	流动资产	
7.1.2	对外投资	

(续表)

序号	指标名称	数量
7.1.3	固定资产	
7.1.4	无形资产及开办费	
7.2	负债与净资产	
7.2.1	负债	
7.2.1.1	其中:长期负债	
7.2.2	净资产	
7.2.2.1	其中:事业基金	
7.2.2.2	固定基金	
7.2.2.3	专用基金	
—	八、医疗服务	
8.1	总诊疗人次数	
8.1.1	其中:门诊人次数	
8.1.2	急诊人次数	
8.1.2.1	内:死亡人数	
8.1.2.1.1	其中:急诊室死亡	
8.1.2.1.2	来院时已死亡	
8.1.3	家庭卫生服务人次数	
8.1.4	出诊人次	
8.1.5	其他诊疗人次	
8.1.9	总诊疗人次中:预约诊疗人次数	
8.2.1	观察室入观病例数	
8.2.2	观察室留观病例数	
8.2.2.1	其中:死亡人数	
8.3	健康检查人次数	
8.3.1	其中:职业健康检查人次数	
8.4.1	入院人数	
8.4.2	期初留院人数	
8.4.3	他科转入人数	
8.4.4	转往他科人数	
8.4.5	期末留院人数	
8.5	出院人数	
8.5.1	其中:治愈	
8.5.2	好转	
8.5.3	未愈	
8.5.4	死亡	
8.5.4.1	其中:尸检人数	
8.5.5	其他	
8.5.9	出院人数中三日确诊人数	

(续表)

序号	指标名称	数量
8.5.10	出院类别:医保病人	
8.5.11	外省市病人	
8.5.12	出院者医疗总费用(千元)	
8.5.12.1	其中:中西药费(千元)	
8.6	急诊抢救总人次数	
8.6.1	其中:抢救成功人次数	
8.7	住院危重病人抢救人次数	
8.7.1	其中:抢救成功人次数	
8.8.1	入院与出院诊断符合人数	
8.8.2	入院与出院诊断不符合人数	
8.8.3	门诊与出院诊断符合人数	
8.8.4	门诊与出院诊断不符合人数	
8.8.5	门诊待查人数	
8.8.6	入院待查人数	
8.8.7	出院待查人数	
8.9	住院病人手术人次数	
8.9.1	其中:麻醉人次数	
8.9.1.1	内:死亡人数	
8.10.1	住院病人手术前后诊断符合人数	
8.10.2	住院病人手术前后诊断不符合人数	
8.10.3	手术并发症人次	
8.11	无菌手术(Ⅰ类切口)愈合例数	
8.11.1	其中:甲级(Ⅰ/甲)	
8.11.2	乙级(Ⅰ/乙)	
8.11.3	丙级(Ⅰ/丙)	
8.12	病理检查人数	
8.12.1	其中:与临床诊断符合人数	
8.13	甲级病案例数	
8.14	肾透析人次数	
8.15	医院感染例数	
8.16	药物不良反应报告例数	
8.17.1	医疗纠纷例数	
8.17.1.1	其中:经司法途径解决	
8.17.1.2	经第三方调解解决	
8.17.1.3	医患双方协商解决	
8.17.1.4	卫生行政部门调解解决	
8.17.2	医疗纠纷赔付金额(元)	
8.17.2.1	其中:经司法途径解决	
8.17.2.2	经第三方调解解决	

(续表)

序号	指标名称	数量
8.17.2.3	医患双方协商解决	
8.17.2.4	卫生行政部门调解解决	
8.17.3	鉴定为医疗事故例数	
8.17.3.1	其中:一级甲等	
8.17.3.2	一级乙等	
8.17.3.3	二级	
8.17.3.4	三级	
8.17.3.9.1	医疗事故中:医方负完全责任	
8.17.3.9.2	医方负主要责任	
8.17.4	医疗事故赔付金额(元)	
8.18	临床用血总量(U)	
8.18.1	其中:全血量	
8.18.2	红细胞量	
8.18.3	血浆量	
8.18.4	血小板量	
九	九、基本公共卫生服务(仅限第二名称为社区卫生服务中心填报)	
9.1	年末服务(常住)人口数	
9.1.1	其中:0~3岁儿童数	
9.1.2	65岁以上人口数	
9.2.1	年末城镇居民健康档案累计建档人数	
9.2.1.1	其中:纳入计算机管理的建档人数	
9.2.2	年末农村居民健康档案累计建档人数	
9.2.2.1	其中:纳入计算机管理的建档人数	
9.3	年内接受健康教育人次数	
9.4	年内传染病报告例数	
9.5	年内0~6岁儿童国家免疫规划接种人次数	
9.6.1	年末0~36个月儿童建卡人数	
9.6.2	年内0~36个月儿童保健人次数	
9.7.1	年内孕产妇建卡人数	
9.7.2	年内产前检查人次数	
9.7.3	年内产后访视人次数	
9.8	年内65岁以上老人健康管理人数	
9.9	年末慢性病建卡人数	
9.9.1	其中:规范管理慢性病人数	
9.9.1.1	内:高血压	
9.9.1.2	糖尿病	
9.9.1.3	重性精神病	

十、分科构成

（一）门急诊情况

序号	指标名称		门急诊人次		序号	指标名称	门急诊人次	
			门诊人次	急诊人次			门诊人次	急诊人次
01	预防保健科				07	眼科		
02	全科医疗科				08	耳鼻咽喉科		
03	内科	小计			09	口腔科		
		呼吸科			10	皮肤科		
		消化科			11	医疗美容科		
		循环科			12	精神科		
		血液科			13	传染科	小计	
		神经科					肝炎	
		泌尿科					肠道	
		内分泌科			14	结核病科		
04	外科	小计			15	地方病科		
		心胸外			16	肿瘤科		
		神经外			17	急诊医学科		
		泌尿外			18	康复医学科		
		骨科			19	运动医学科		
		烧伤科			20	职业病科		
		整形科			21	中医科		
		腹外科			22	骨伤科		
05	儿科	小计			23	肛肠科		
		内科			24	针灸科		
		外科			25	推拿科		
		新生儿			26	民族医学科		
06	妇产科	小计			27	中西医结合科		
		妇科			28	疼痛科		
		产科			29	重症医学科		
		计划生育			99	其他		

(二)床位及出院人数情况-1

序号	指标名称		实有床位	期初留院人数	期内入院人数	他科转入人数	出院人数						转往他科人数	期末留院人数
							总计	治愈	好转	未愈	死亡	其他		
01	预防保健科													
02	全科医疗科													
03	内科	小计												
		肺科												
		神经科												
04	外科	小计												
		心胸外												
		神经外												
		泌尿外												
		骨科												
		烧伤科												
		整形科												
05	儿科	小计												
		儿外科												
06	妇产科	小计												
		妇科												
		产科												
07	眼科													
08	耳鼻咽喉科													
09	口腔科													
10	皮肤科													
11	医疗美容科													
12	精神科													
13	传染科													
14	结核病科													
15	地方病科													
16	肿瘤科													
17	急诊医学科													
18	康复医学科													
19	运动医学科													

(续表)

序号	指标名称	实有床位	期初留院人数	期内入院人数	他科转入人数	出院人数					转往他科人数	期末留院人数
						总计	治愈	好转	未愈	死亡	其他		
20	职业病科												
21	中医科												
22	骨伤科												
23	肛肠科												
24	针灸科												
25	推拿科												
26	民族医学科												
27	中西医结合科												
28	疼痛科												
29	重症医学科												
30	干部科												
31	特需科												
32	老年护理科												
99	其他												

(二) 床位及出院人数情况-2

序号	指标名称		实际开放总床日数	实际占用总床日数	出院者占用总床日数	出院者医疗总费用（千元）	其中：中西药费（千元）	出院人数中	
								医保病人	外省市病人
01	预防保健科								
02	全科医疗科								
03	内科	小计							
		肺科							
		神经科							
04	外科	小计							
		心胸外							
		神经外							
		泌尿外							
		骨科							
		烧伤科							
		整形科							
05	儿科	小计							
		儿外科							

(续表)

序号	指标名称		实际开放总床日数	实际占用总床日数	出院者占用总床日数	出院者医疗总费用（千元）	其中：中西药费（千元）	出院人数中	
								医保病人	外省市病人
06	妇产科	小计							
		妇科							
		产科							
07	眼科								
08	耳鼻咽喉科								
09	口腔科								
10	皮肤科								
11	医疗美容科								
12	精神科								
13	传染科								
14	结核病科								
15	地方病科								
16	肿瘤科								
17	急诊医学科								
18	康复医学科								
19	运动医学科								
20	职业病科								
21	中医科								
22	骨伤科								
23	肛肠科								
24	针灸科								
25	推拿科								
26	民族医学科								
27	中西医结合科								
28	疼痛科								
29	重症医学科								
30	干部科								
31	特需科								
32	老年护理科								
99	其他								

单位负责人：_____ 统计负责人：_____ 填表人：_____ 联系电话：_____ 报出日期：____
_____ 年____月____日

填表说明：1. 本表由医院、妇幼保健院（所、站）、专科疾病防治院（所、站）、疗养院、护理院（站）、门诊部和临床检验中心填报，包括驻沪部队医院。

2. 本表为年报，报送时间为次年1月15日前。通过上海市卫生统计信息网络直报系统报送。

[附2] 医疗机构月报表

表　　　号:沪卫统 1-10 表
制定机关:上海市卫生局
批准机关:上海市统计局

组织机构代码□□□□□□□□-□
批准文号:沪统审字〔2010〕22 号
机构名称(签章)　　　　　　　____年___月
有效期至:2011 年 12 月

序号	指标名称	合计	医保病人 普通	医保病人 干部	特需	外省市
一	**一、人员、床位**					
1.1	卫生技术人员(人)					
1.1.1	其中:执业(助理)医师					
1.1.2	注册护士					
1.2	实有床位(张)					
1.3.1	实际开放总床日数					
1.3.2	实际占用总床日数					
1.3.3	出院者占用总床日数					
二	**二、收入与支出(千元)**					
2.0	业务总收入					
2.1	医疗收入					
2.1.1	门诊收入					
2.1.1.1	其中:检查收入					
2.1.1.2	治疗收入					
2.1.2	住院收入					
2.1.2.1	其中:检查收入					
2.1.2.2	治疗收入					
2.1.2.3	手术收入					
2.2	药品收入					
2.2.1	门诊收入					
2.2.2	住院收入					
2.3	其他收入					
2.4	医疗支出					
2.5	药品支出					
三	**三、医疗服务**					
3.1	总诊疗人次数					
3.1.1	其中:门诊人次数					
3.1.2	急诊人次数					
3.1.2.1	内:死亡人数					
3.2.0	观察室入观人数					
3.2.1	入院人数					
3.3	出院人数					
3.3.1	其中:三日确诊人数					

(续表)

序号	指标名称	合计	医保病人		特需	外省市
			普通	干部		
3.3.2	死亡人数					
3.4	急诊抢救总人次数					
3.4.1	其中:抢救成功人次数					
3.5	住院重危病人抢救人次数					
3.5.1	其中:抢救成功人次数					
3.6.1	入院与出院诊断符合人数					
3.6.2	入院与出院诊断不符合人数					
3.7	住院病人手术人次数					
3.8.1	住院病人手术前后诊断符合人数					
3.8.2	住院病人手术前后诊断不符合人数					
3.9	医院感染例数					
3.10	无菌手术(Ⅰ类切口)愈合例数					
3.10.1	其中:甲级(Ⅰ/甲)					
3.10.2	乙级(Ⅰ/乙)					
3.10.3	丙级(Ⅰ/丙)					
3.11	出院者医疗总费用(千元)					
3.11.1	其中:中西药费(千元)					
3.12.1	代报的诊所(医务室)个数					
3.12.2	代报的诊所(医务室)诊疗人次数					
3.12.3	代报村卫生室个数					
3.12.4	代报村卫生室的诊疗人次数					
3.12.5	代报社区卫生服务站个数					
3.12.6	代报社区卫生服务站诊疗人次数					

单位负责人:_____ 统计负责人:_____ 填表人:_____ 联系电话:_____ 报出日期:_____年___月___日

填表说明:1. 本表由各级各类医疗机构填报,包括驻沪部队医院。
　　　　 2. 本表为月报(填本月数),报送时间为次月15日前。通过上海市卫生统计信息网络直报系统报送。

[附] 上海二、三级医院上报卫生行政部门的各类报表

[附3] 医疗机构门急诊工作量日报表

表　　号：沪卫统1-12表
制定机关：上海市卫生局
批准机关：上海市统计局
批准文号：沪统审字〔2010〕22号
有效期至：2011年12月

组织机构代码□□□□□□□□-□
机构名称：_____　　　_____年____月___日

指标名称	计量单位	代码	合计
甲	乙	丙	(1)
门急诊人次	人次	01	
门诊人次	人次	02	
其中:专家门诊人次	人次	03	
特需门诊人次	人次	04	
夜门诊	人次	05	
急诊人次	人次	06	
其中:儿科	人次	07	
肠道	人次	08	
中暑	人次	09	
发热	人次	10	
住院病区空余床位数	张	11	
急诊留观室空余床位数	张	12	
医疗机构采取的措施			

单位负责人：_____ 统计负责人：_____ 填表人：_____ 联系电话：_____ 报出日期：____年___月___日
填表说明：1. 本表由公立医疗机构填报，包括驻沪部队医院。
　　　　　2. 本表为日报（填当日数），报送时间为次日上午11点前。通过上海市卫生统计信息网络直报系统报送。

[附4] 卫生人力基本信息调查表

表　　号：沪卫统2表
制定机关：上海市卫生局
批准机关：上海市统计局
批准文号：沪统审字〔2010〕22号
有效期至：2011年12月

组织机构代码□□□□□□□□-□
机构名称（签章）

1.1	姓名	
1.2	身份证件种类(1身份证　2军官证　3港澳台居民通行证　4护照)□	
1.3	身份证件号码□□□□□□□□□□□□□□□□□□	
1.4	出生日期□□□□年□□月□□日	
1.5	性别代码(1男,2女)□	
1.6	民族_____，代码□□	
1.7	参加工作日期□□□□年□□月	
1.8	办公室电话号码□□□□□□□□	
1.9	手机号码(单位负责人及应急救治专家填写)□□□□□□□□□□□	
2.1	所在科室_____，代码□□□□	
2.2	从事专业类别代码□□	
	11执业医师　12执业助理医师　13见习医师　21注册护士　22助产士　31西药师(士)	
	32中药师(士)　41检验技师(士)　42影像技师(士)　50卫生监督员	
	69其他卫生技术人员　70其他技术人员　80管理人员　90工勤技能人员	
2.3	医师执业证书编码(不要求公共卫生类别医师填报)□□□□□□□□□□	
2.4	医师执业类别代码(1临床　2口腔　3公共卫生　4中医)□	
2.5	医师执业范围代码(可多选,要求公共卫生类别医师填报)①□□，②□□，③□□	
2.6	是否多地点执业医师(Y是　N否)□	
	第二执业单位类别代码(1医院　2乡镇卫生院　3社区卫生服务中心/站　9其他医疗机构)□	
	第三执业单位类别代码(1医院　2乡镇卫生院　3社区卫生服务中心/站　9其他医疗机构)□	
2.7	行政/业务管理职务代码(1党委(副)书记　2院(所、站)长　3副院(所、站)长 4科室主任　5科室副主任)□	
3.1	专业技术资格(评)名称_____，代码□□	
3.2	专业技术职务(聘)代码(1正高　2副高　3中级　4师级/助理　5士级　9待聘)□	
3.3	学历代码(1研究生　2大学本科　3大专　4中专及中技　5技校　6高中　7初中以下)□	
3.4	学位代码(1名誉博士　2博士　3硕士　4学士)□	
3.5	所学专业名称_____，代码□□□	
3.6	专科特长(仅要求医院主任、副主任医师填写)：①_____，②_____，③_____	
4.1	本月人员流动情况□□	
	调入：11高中等院校毕业生　12其他卫生机构调入　13非卫生机构调入　14军转人员　19其他	
	调出：21调往其他卫生机构　22考取研究生　23出国留学　24退休　25辞职(辞退)　26自然减员　29其他	
4.2	调入/调出时间□□□□年□□月	
4.3	是否本单位返聘人员(Y是　N否)□	

单位负责人：_____ 统计负责人：_____ 填表人：_____ 联系电话：_____ 报出日期：____年__月__日

填表说明：1. 本表要求各级各类医疗卫生机构在岗职工(乡村医生和卫生员除外)填报。
2. 民族、所在科室、专业技术资格、所学专业只要求录入代码,名称仅供审核用。请核实由身份证产生的出生日期和性别代码。
3. 本表为实时报告。要求卫生机构在人员调入(出)本单位1个月内上报增减人员信息,每年7～9月更新所有在岗职工变动信息。通过上海市卫生统计信息网络直报系统报送。

[附5]　医用设备调查表

表　　　号:沪卫统 3 表
制定机关:上海市卫生局
批准机关:上海市统计局

组织机构代码□□□□□□□□-□　　　批准文号:沪统审字〔2010〕22 号
机构名称(签章)　　　　　　　　　　　有效期至:2011 年 12 月

1	设备代号□□	
2	同批购进相同型号设备台数□□□	
3	设备名称_____	
4	产地(1 进口　　2 国产/合资)□	
5	生产厂家_____	
6	设备型号_____	
7	购买日期:□□□□年□□月	
8	购进时新旧情况(1 新设备　　2 二手设备)□	
9	购买单价(千元,人民币)□□□□□	
10	理论设计寿命(年)□□	
11	使用情况(1 启用　2 未启用　3 报废)□	
12	急救车是否配备车载卫星定位系统(GPS)(Y 是　N 否)□	

单位负责人:_____　统计负责人:_____　填表人:_____　联系电话:_____　报出日期:____年____月____日

填表说明:1. 本表由医院、妇幼保健院、专科疾病防治院、社区卫生服务中心和急救中心(站)填报。
　　　　　2. 本表为实时报告。要求医疗机构在购进、调出或报废设备 1 个月内上报。通过上海市卫生统计信息网络直报系统报送。

[附6] 医院出院病人调查表

_____年_____季

表　　号：沪卫统4表
制定机关：上海市卫生局
批准机关：上海市统计局
批准文号：沪统审字〔2010〕22号
有效期至：2011年12月

组织机构代码□□□□□□□□-□
医院名称_____

1.1	医疗付款方式□
	1城镇职工医保　2城镇居民医保　3新农合　4其他社会保险　5商业健康保险　6自费　9其他
1.2	住院次数_____
1.3	病案号_____
1.4	性别(1男　2女　9未说明的性别)□
1.5	年龄(岁)□□□
1.6	婚姻状况(1未婚　2已婚　3离婚　4丧偶)□
1.7	职业代码□□
2.1	入院日期□□□□年□□月□□日
2.2	入院科别代码□□
3.1	出院日期□□□□年□□月□□日
3.2	出院科别代码□□
4.1	入院时情况(1危　2急　3一般)□
4.2	入院诊断(填ICD-10编码)　□□□□□
4.3	入院后确诊日期□□□□年□□月□□日
5.1	出院时主要诊断(填ICD-10编码)□□□□□
5.1.1	治疗结果(1治愈　2好转　3未愈　4死亡　5其他)□
5.2	出院时其他诊断(填ICD-10编码)□□□□□
5.2.1	治疗结果(1治愈　2好转　3未愈　4死亡　5其他)□
5.3	医院感染名称(填ICD-10编码)□□□□□
5.3.1	治疗结果(1治愈　2好转　3未愈　4死亡　5其他)□
5.4	损伤和中毒外部原因(填ICD-10编码V01-Y98)□□□□□
5.5	手术编码(填ICD-9-CM3编码)□□□□□
6.1	住院费用总计(元)□□□□□
	6.1.1　床费　□□□□□　　6.1.2　护理费　□□□□□
	6.1.3　西药　□□□□□　　6.1.6　中药　□□□□□
	6.1.5　化验　□□□□□　　6.1.5　诊疗　□□□□□
	6.1.7　手术　□□□□□　　6.1.8　检查　□□□□□
	6.1.9　其他费用　□□□□□
7.1	血型(1 A型　2 B型　3型　4 O型　5其他)□
7.2	输血品种
	7.2.1　红细胞　□□□□单位　　7.2.2　血小板　□□□□袋
	7.2.3　血浆　□□□□ml　　7.2.4　全血　□□□□ml
	7.2.5　其他　□□□□ml

单位负责人：_____　统计负责人：_____　填表人：_____　联系电话：_____　报出日期：____年___月___日
填表说明：1. 本表要求二级和三级医院、未定等级的政府办县级及以上医院报送出院病人个案数据。
　　　　　2. 本表摘自《住院病案首页》和病人住院费用清单。入院和出院科别代码执行卫生部发布并调整的《医疗机构诊疗科目》。
　　　　　3. 本表为季报。季后1个月内报送本季度数据。通过上海市卫生统计信息网络直报系统报送。

[附7] 产科工作情况

_____年___月

表　　号：沪卫统16号
制表单位：上海市卫生局
批准机关：上海市统计局
文　　号：沪统备字(2005)08号
有效期至：2011年12月

填报单位(盖章)_____

指标名称	产妇数		围产儿数	活产数			胎儿娩出方式						
	小计	其中：住院分娩		小计	其中		自然分娩	剖宫产	吸引产	产钳术	臀位助娩	臀位牵引	其他
					男	女							
—	1	2	3	4	5	6	7	8	9	10	11	12	13
合计													
其中：非本市户口													

指标名称	双胎多胎	低体重儿	巨大儿	早产儿	死胎	死产	出生缺陷	孕期梅毒筛查人数	新生儿疾病筛查人数			重度妊高症	
									听力障碍	甲状腺功能低下	苯丙酮尿症	先兆子痫	子痫
—	14	15	16	17	18	19	20	21	22	23	24	25	26
合计													
其中：非本市户口													

指标名称	Ⅲ度会阴撕裂	子宫破裂	产后出血	产褥感染				内科合并症				
				会阴伤口感染	子宫内膜炎	盆腔炎	败血症	心脏病	肝病	肾病	糖尿病	其他
—	27	28	29	30	31	32	33	34	35	36	37	38
合计												
其中：非本市户口												

指标名称	妊娠梅毒	孕产妇死亡	新生儿疾病						新生儿死亡	
			窒息	吸入性肺炎	感染	损伤	高胆红素血症	新生儿破伤风	小计	其中：7天内死亡
—	39	40	41	42	43	44	45	46	47	48
合计										
其中：非本市户口										

逻辑检查：(1) ≥ (2)，(3) = (7)+(8)+(9)+(10)+(11)+(12)+(13)，(3) = (4)+(18)+(19)，
(4) ≥ (5)+(6)，(25) ≥ (26)，(47) ≥ (48)

单位负责人：_____　填表人：_____　联系电话：_____　报出日期：____年___月___日

图书在版编目(CIP)数据

医院统计学/王美筠主编. —上海：复旦大学出版社,2013.4
(卫生技术与护理专业系列创新教材)
ISBN 978-7-309-09554-8

Ⅰ.医… Ⅱ.王… Ⅲ.医学统计-医学院校-教材 Ⅳ.R195.1

中国版本图书馆 CIP 数据核字(2013)第 042766 号

医院统计学
王美筠　主编
责任编辑/肖　英

复旦大学出版社有限公司出版发行
上海市国权路 579 号　邮编：200433
网址：fupnet@fudanpress.com　http://www.fudanpress.com
门市零售：86-21-65642857　团体订购：86-21-65118853
外埠邮购：86-21-65109143
大丰市科星印刷有限责任公司

开本 787×1092　1/16　印张 6.5　字数 162 千
2013 年 4 月第 1 版第 1 次印刷

ISBN 978-7-309-09554-8/R·1302
定价：26.00 元

如有印装质量问题，请向复旦大学出版社有限公司发行部调换。
版权所有　侵权必究